50 项护理操作技术
图解与评分标准
（第 2 版）

主编／戴晖

U0274436

中国医药科技出版社

内容提要

本书根据《全国卫生系统护士岗位技能训练和竞赛活动》和《"优质护理服务示范工程"活动方案》的要求,以图解的形式,详细介绍了50项护理操作技术流程和评分标准并配以关键步骤的图解。该书内容简明扼要、形象易懂,便于护理人员尽快掌握护理操作技术,适用于医院的护理人员、护理管理人员、在校的护理专业学生,是护理人员培训、考试的参考书。

图书在版编目(CIP)数据

50项护理操作技术图解与评分标准/戴晖主编.—2版.—北京:中国医药科技出版社,2017.1

ISBN 978-7-5067-8893-9

Ⅰ.①5… Ⅱ.①戴… Ⅲ.①护理学–技术操作规程 Ⅳ.① R47-65

中国版本图书馆 CIP 数据核字(2016)第 303223 号

50项护理操作技术图解与评分标准

美术编辑	陈君杞
版式设计	麦和文化

出版	中国医药科技出版社
地址	北京市海淀区文慧园北路甲 22 号
邮编	100082
电话	发行:010-62227427 邮购:010-62236938
网址	www.cmstp.com
规格	889×1194mm ¹/₃₂
印张	9 ⁷/₈
字数	157 千字
初版	2014 年 7 月第 1 版
版次	2017 年 1 月第 2 版
印次	2017 年 1 月第 1 次印刷
印刷	北京九天众诚印刷有限公司
经销	全国各地新华书店
书号	ISBN 978-7-5067-8893-9
定价	29.80 元

再版前言

　　《50项护理操作技术图解与评分标准》全面系统地将50项护理操作技术项目逐一细化成操作流程和评分标准，并配以关键步骤的图解。采用图表格式，细节、重点一目了然，易懂易记，自2014年出版以来，深受广大护理工作者的欢迎。

　　随着信息化管理系统在我国各级医院中不断普及，护理操作技术的考核标准也更加细化、更加严格，为了适应医院管理系统和护士岗位考核系统的不断完善和改进，本书在第一版的基础上进行了相应的修订和补充。

　　此次再版增加了涉及信息化系统的护理操作内容，并针对现行的考核标准在操作流程和评分标准中做了相应的补充和修正，以适应医院管理系统的信息化发展和考核体系的完善。同时，对第一版中操作图解的图做了调整和修正，并对部分内容做了图解的补充。

由于护理人员工作时具有移动性强的特点，不便于携带书本，同时为了配合医院感染管理制度的要求，此次再版特别将图书的尺寸缩小至工作服口袋的大小，更加便于携带和随时翻阅，希望可以真正成为护理工作者必备的口袋书。从而能为患者提供更加规范、科学、人性化的贴心护理。

本书虽经修订，难免还有不足之处，热忱欢迎广大读者批评指正。

编者

2016 年 11 月

前　言

——以最快的速度成为护理技术的能手

　　《50项护理操作技术图解与评分标准》是根据原卫生部《全国卫生系统护士岗位技能训练和竞赛活动》和《"优质护理服务示范工程"活动方案》的要求，为规范护理人员的操作行为，真正为患者提供优质护理服务，本着应用于临床、指导实践的原则，全面系统地将50项护理操作技术项目逐一细化成操作流程和评分标准并配以关键步骤的图解。每一项护理操作本着深化"以患者为中心"的服务理念，注重了操作前评估、操作过程中与患者的交流、关心体贴及操作后整体评价，并将每一操作步骤和评分标准进行细化，使护理人员在培训中更加明确每一步骤的操作方法和评分原则。指导护理人员在临床实践中更加规范、科学地为患者实施护理活动，提高护理技术水平，通过精湛、人性化的护理技能，为患者提供更高质量的护理。

本书内容全面但又要言不烦，涵盖了常见护理技术并发症的各个方面；形式上采用图表格式，排版活泼，易懂易记。本书集实用性、科学性、新颖性于一体，适合护理工作者和护理备考者等阅读参考，也可作为指导护理人员临床工作和培训的参考用书。

限于水平有限，书中难免会有一些疏漏和不成熟之处，敬请广大读者批评指正。

编者

2014 年 6 月

目 录

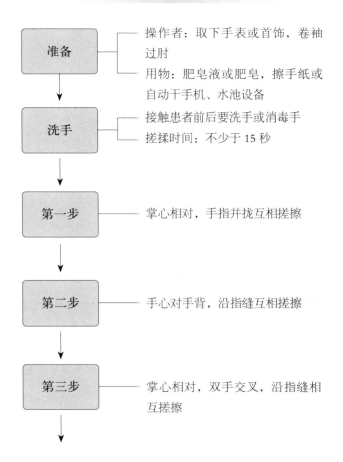

一、手卫生技术（一般洗手法/外科手消毒）操作图解与评分标准

【操作流程】

（一）一般洗手法

| 准备 | — 操作者：取下手表或首饰，卷袖过肘 |
| | — 用物：肥皂液或肥皂，擦手纸或自动干手机、水池设备 |

| 洗手 | — 接触患者前后要洗手或消毒手 |
| | — 搓揉时间：不少于15秒 |

| 第一步 | — 掌心相对，手指并拢互相搓擦 |

| 第二步 | — 手心对手背，沿指缝互相搓擦 |

| 第三步 | — 掌心相对，双手交叉，沿指缝相互搓擦 |

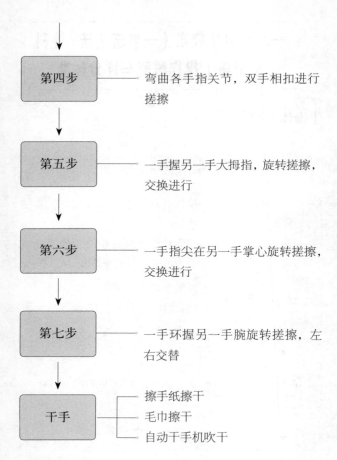

第四步	——	弯曲各手指关节，双手相扣进行搓擦
第五步	——	一手握另一手大拇指，旋转搓擦，交换进行
第六步	——	一手指尖在另一手掌心旋转搓擦，交换进行
第七步	——	一手环握另一手腕旋转搓擦，左右交替
干手	——	擦手纸擦干 毛巾擦干 自动干手机吹干

注意 ●●●●●●●●●●●●●●●●●●●●●●●●●●●●●●●●

1. 认真清洗指甲、指尖、指缝和指关节等易污染的部位。
2. 手部不佩带戒指等饰物。
3. 应当使用一次性纸巾或者干净的小毛巾擦干双手，毛巾应当一用一消毒。
4. 手未受到患者血液、体液等物质明显污染时，可以使用速干手消毒剂消毒双手代替洗手。

【操作图解】

（1）掌心相对，手指并拢互相搓擦。

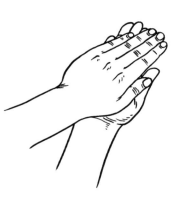

（2）手心对手背，沿指缝互相搓擦。

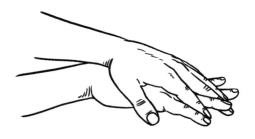

（3）掌心相对，双手交叉，沿指缝相互搓擦。

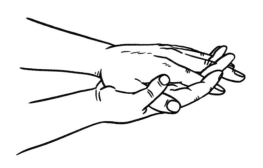

（4）弯曲各手指关节，双手相扣进行搓擦。

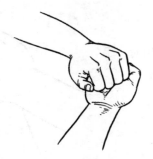

（5）一手握另一手大拇指，旋转搓擦，交换进行。

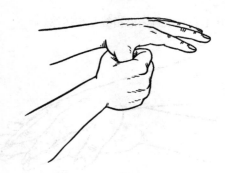

（6）一手指尖在另一手掌心旋转搓擦，交换进行。

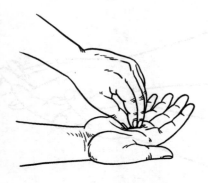

【评分标准】

项目	操作标准	分值	减分细则
操作前准备	1.着装整洁（修剪指甲、锉平甲缘，清除指甲下的污垢）	6	一项不符合要求扣1分
	2.用物：肥皂液或肥皂、干净毛巾（纸巾或暖风吹手设备）、指甲刀、流动自来水及水池设备	7	缺一项扣1分
	3.用物准备1分钟	2	超时1分钟扣2分
操作步骤	1.取下手表，卷袖过肘	4	一项不符合要求扣2分
	2.打开水龙头，湿润双手	4	未用流动水扣2分，未湿润扣4分
	3.取适量肥皂液或洁净肥皂	5	一项不符合要求扣2分
	4.双手揉搓，应用六步洗手法：①掌心相对，手指并拢互相搓擦；②手心对手背，沿指缝互相搓擦；③掌心相对，双手交叉，沿指缝相互搓擦；④弯曲各手指关节，双手相扣进行搓擦；⑤一手握另一手大拇指，旋转搓擦，交换进行；⑥一手指尖在另一手掌心旋转搓擦，交换进行。也可将洗手分为七步，即增加清洗手腕，使肥皂起沫，一手握住另一手腕部旋转搓擦手腕、手臂达腕上6cm（非手术前洗手者达腕关节上5cm即可），双手交换进行	42	擦洗不到位一处扣3分，手法不对一处扣3分，漏掉一步扣6分
	5.每个步骤搓洗时间不少于10秒	6	每步搓洗时间不符合要求扣1分
	6.流动水下彻底冲洗	5	未用流动水扣3分，冲洗不彻底扣2分
	7.关闭水源	5	关闭不符合要求扣5分
	8.用一次性纸巾或毛巾彻底擦干，或者用干手机干燥双手	4	擦拭用物不符合要求扣4分

项目	操作标准	分值	减分细则
评价	1. 操作熟练、规范	5	操作不熟练扣 2 分，操作不规范扣 2 分
	2. 掌握洗手要领	5	未掌握洗手要领一处扣 1 分
	3. 在规定时间内完成操作		每超时 1 分钟扣 2 分

【洗手指征】

（1）直接接触患者前后。

（2）无菌操作前后。

（3）处理清洁或者无菌物品之前。

（4）穿脱隔离衣前后，摘手套后。

（5）接触不同患者之间或者从患者身体的污染部位移动到清洁部位时。

（6）处理污染物品后。

（7）接触患者的血液、体液、分泌物、排泄物、黏膜皮肤或者伤口敷料后。

（二）外科手消毒

外科手消毒目的

1. 清除指甲、手、前臂的污物和暂居菌。

2. 将常居菌减少到最低程度。

3. 抑制微生物的快速再生。

【操作流程】

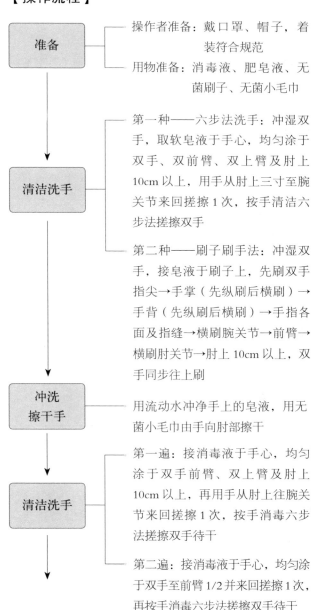

准备
— 操作者准备：戴口罩、帽子，着装符合规范
— 用物准备：消毒液、肥皂液、无菌刷子、无菌小毛巾

清洁洗手
— 第一种——六步法洗手：冲湿双手，取软皂液于手心，均匀涂于双手、双前臂、双上臂及肘上10cm以上，用手从肘上三寸至腕关节来回搓擦1次，按手清洁六步法搓擦双手
— 第二种——刷子刷手法：冲湿双手，接皂液于刷子上，先刷双手指尖→手掌（先纵刷后横刷）→手背（先纵刷后横刷）→手指各面及指缝→横刷腕关节→前臂→横刷肘关节→肘上10cm以上，双手同步往上刷

冲洗擦干手
— 用流动水冲净手上的皂液，用无菌小毛巾由手向肘部擦干

清洁洗手
— 第一遍：接消毒液于手心，均匀涂于双手前臂、双上臂及肘上10cm以上，再用手从肘上往腕关节来回搓擦1次，按手消毒六步法搓擦双手待干
— 第二遍：接消毒液于手心，均匀涂于双手至前臂1/2并来回搓擦1次，再按手消毒六步法搓擦双手待干

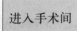

| 进入手术间 | —— 保持手部朝上，将双手悬空举在胸前，进入手术间穿无菌手术衣、戴手套 |

1. 冲洗双手时，避免水溅湿衣裤。
2. 保持手部朝上，将双手悬空举在胸前，使水由指尖流向肘部，避免倒流。
3. 用头部或肘上 10cm 以上的上臂按压消毒液的出液装置。
4. 手部皮肤无破损，不佩带戒指、手镯等饰物，不涂指甲，修剪指甲、锉平甲缘等。
5. 用后刷子、小毛巾放于指定的地方，一用一消毒。

【操作图解】

　　同一般洗手法。

【评分标准】

项目	操作标准	分值	减分细则
操作前准备	1. 着装整洁、戴口罩（修剪指甲、锉平甲缘，清除指甲下的污垢）	6	一项不符合要求扣 2 分
	2. 用物：消毒液、灭菌刷（或小纱布）、无菌纱布（或小毛巾）、指甲刀、流动自来水及水池设备	7	缺一项扣 1 分
	3. 用物准备 1 分钟	2	超时 1 分钟扣 2 分

续表

项目	操作标准	分值	减分细则
操作步骤	1. 取下手表或饰物，卷袖过肘	4	一项不符合要求扣2分
	2. 检查无菌纱布，打开备用	2	未检查扣2分
	3. 打开水龙头，流动水冲洗双手、前臂和上臂下1/3	4	未用流动水冲洗扣2分，漏掉一处扣2分
	4. 取肥皂液3.5～7ml，擦洗双手	5	取消毒液过少或过多扣2分，擦洗时间不符合要求扣3分
	5. 擦洗顺序：①～⑥步按照六步洗手法。⑦清洗手腕，双手交换进行。⑧清洗前臂，至肘上1/3，流动水冲洗	16	擦洗不到位一处扣1分，漏擦一处扣2分
	6. 每个步骤搓洗时间不少于10秒	6	每步搓洗时间不符合要求扣1分
	7. 取适量手消毒剂揉搓双手，①～⑥步按照六步洗手法。⑦清洗手腕，双手交换进行。⑧清洗前臂，至肘上1/3	8	一项不符合要求扣2分
	8. 每个步骤搓洗时间不少于10秒	6	每步搓洗时间不符合要求扣1分
	9. 双臂屈曲于胸前，将肘部置于最低位，流动水下彻底冲洗	4	一项不符合要求扣2分
	10. 取无菌巾自手部向上臂方向依次拭干已刷洗过的部位	10	擦拭方法不对扣5分。污染一次扣5分
	11. 取适量手消毒剂揉搓双手（按六步洗手法）、前臂和上臂下1/3	8	未按六步洗手法揉搓一处扣1分，漏掉一处扣2分
	12. 至消毒剂干燥	2	未干燥扣2分
评价	1. 操作熟练、规范	5	操作不熟练扣2分，操作不规范扣2分
	2. 达到外科手消毒指征，掌握洗手要领	5	未掌握洗手要领一处扣1分
	3. 在规定时间内完成操作		每超时1分钟扣2分

二、无菌技术操作图解与评分标准

【操作流程】

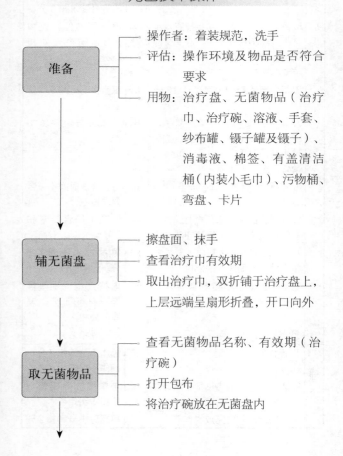

无菌技术操作

准备
- 操作者：着装规范，洗手
- 评估：操作环境及物品是否符合要求
- 用物：治疗盘、无菌物品（治疗巾、治疗碗、溶液、手套、纱布罐、镊子罐及镊子）、消毒液、棉签、有盖清洁桶（内装小毛巾）、污物桶、弯盘、卡片

铺无菌盘
- 擦盘面、抹手
- 查看治疗巾有效期
- 取出治疗巾，双折铺于治疗盘上，上层远端呈扇形折叠，开口向外

取无菌物品
- 查看无菌物品名称、有效期（治疗碗）
- 打开包布
- 将治疗碗放在无菌盘内

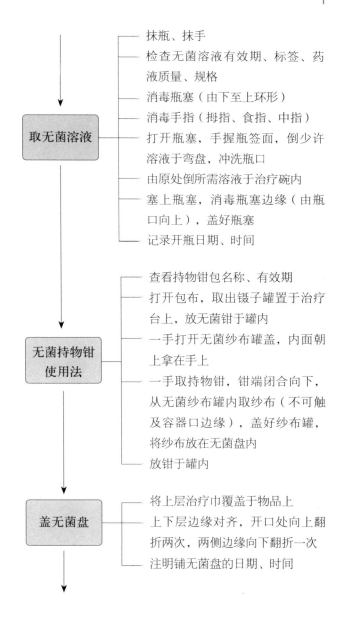

取无菌溶液
- 抹瓶、抹手
- 检查无菌溶液有效期、标签、药液质量、规格
- 消毒瓶塞（由下至上环形）
- 消毒手指（拇指、食指、中指）
- 打开瓶塞，手握瓶签面，倒少许溶液于弯盘，冲洗瓶口
- 由原处倒所需溶液于治疗碗内
- 塞上瓶塞，消毒瓶塞边缘（由瓶口向上），盖好瓶塞
- 记录开瓶日期、时间

无菌持物钳使用法
- 查看持物钳包名称、有效期
- 打开包布，取出镊子罐置于治疗台上，放无菌钳于罐内
- 一手打开无菌纱布罐盖，内面朝上拿在手上
- 一手取持物钳，钳端闭合向下，从无菌纱布罐内取纱布（不可触及容器口边缘），盖好纱布罐，将纱布放在无菌盘内
- 放钳于罐内

盖无菌盘
- 将上层治疗巾覆盖于物品上
- 上下层边缘对齐，开口处向上翻折两次，两侧边缘向下翻折一次
- 注明铺无菌盘的日期、时间

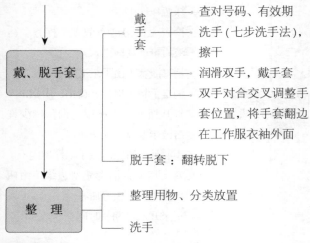

查对号码、有效期

洗手 (七步洗手法), 擦干

润滑双手, 戴手套

双手对合交叉调整手套位置, 将手套翻边在工作服衣袖外面

脱手套: 翻转脱下

整理用物、分类放置

洗手

 •••••••••••••••••••••••••

无菌技术原则

1. 环境洁净, 医护人员着装整洁规范。

2. 无菌物品和非无菌物品分开放置。

3. 无菌物品存放在无菌包或无菌容器内, 包外注明名称及有效期, 按先后顺序放置, 有效期 7 天。

4. 无菌物品过期或潮湿须重新灭菌。

5. 必须用无菌持物钳／镊取出无菌物品, 无菌物品一经取出不得放回, 疑有污染不得使用。

6. 无菌物品专人专用。

【操作图解】

(一) 无菌持物钳的使用方法

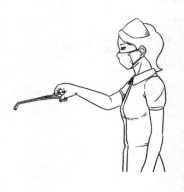

1. 取放无菌钳时, 钳端闭合向下, 不可触及容器口边缘, 用后立即放回容器内。

2.取远处物品时，应当连容器一起搬移到物品旁使用。

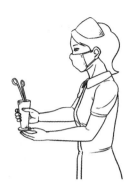

（二）无菌容器使用法

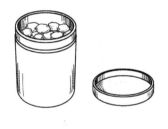

1.打开无菌容器时，应将盖子全部打开，容器盖内面朝上置于稳妥处，或者拿在手中。

2.从中取物品时，避免物品触碰边缘而污染。

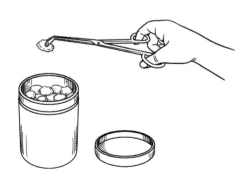

13

（三）取用无菌溶液法

1. 打开瓶口橡胶塞，消毒瓶口边缘。

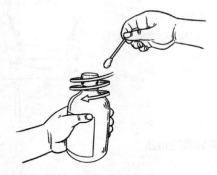

2. 用持物钳翻起瓶盖。

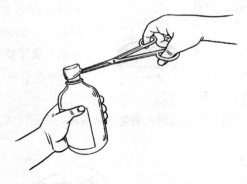

3. 向下旋转消毒。

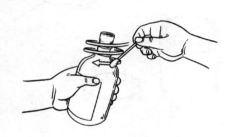

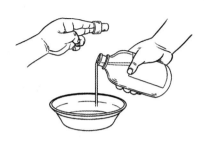

4.手握标签面，先倒少量溶液于弯盘内，再由原处倒所需液量于无菌容器内。

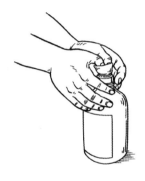

5.取用后立即塞上橡胶塞，消毒瓶塞边缘后盖紧。

（四）戴无菌手套法

1.打开包皮，捏住手套的翻折部分（手套内面）。

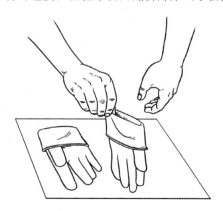

2.取出手套，左手对准五指戴上。

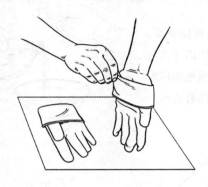

3.再用戴好无菌手套的手插入另一手套翻折内面（手套外面）。

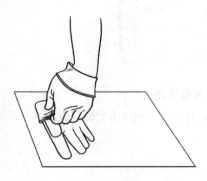

4.同法将右手手套戴好。

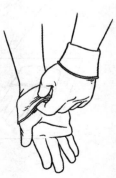

5.双手对合交叉调整手套位置，将手套翻边扣套在工作服衣袖外面。

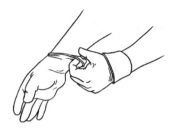

6.脱手套：一手捏住另一手套腕部外面。

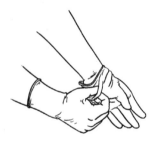

7.翻转脱下。

8.再以脱下手套的手插入另一手套内侧，将其往下翻转脱下。

（五）铺无菌盘

1. 打开无菌包，夹无菌巾于盘上。

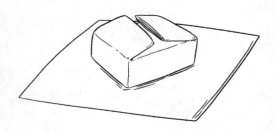

2. 放物品于盘内。

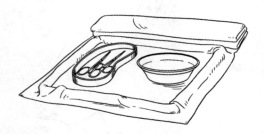

3. 打开无菌溶液，消毒瓶口边缘，倒取无菌溶液。

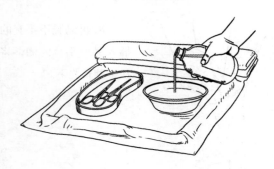

4. 将无菌巾边沿对齐盖好。

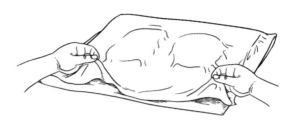

【评分标准】

项目	操作标准	分值	减分细则
操作前准备	1. 着装整洁，洗手，戴口罩 2. 用物：治疗盘、无菌持物钳包、无菌巾包、无菌棉球罐、无菌容器两个（分别放治疗碗与血管钳）、无菌手套、无菌溶液、碘伏、棉签、弯盘、便条纸、笔、表	3 5	一项不符合要求扣1分 缺一项扣1分
	3. 用物准备3分钟	2	超时1分钟扣2分
评估	环境整洁，有宽敞的操作台	5	评估不全面少一项扣1分，未评估不得分
操作步骤*	**（一）无菌持物钳的使用方法** 1. 检查无菌持物钳包有无破损、潮湿、消毒指示胶带是否变色及其有效期	3	检查不全面扣2分，不检查扣3分
	2. 打开无菌钳包，取出持物钳罐置于治疗台面上	5	打包及取持物钳手法不符合要求各扣1分，横跨一次扣2分，污染一次扣5分
	3. 取放无菌钳时，钳端闭合向下，不可触及容器口边缘，用后立即放回容器内；取远处物品时，应当连容器一起搬移到物品旁使用	9	钳端未闭合扣2分，远处取物方法不对扣3分，横跨一次扣2分，污染一次扣5分
	4. 标明打开日期及时间	2	未注明日期、时间各扣1分

项目	操作标准	分值	减分细则
操作步骤*	**（二）无菌容器使用法**		
	1.检查无菌容器消毒指示胶带是否变色及其有效期	3	检查不全面扣2分，不检查扣3分
	2.打开无菌容器时，应将盖子全部打开，容器盖内面朝上置于稳妥处，或者拿在手中	4	容器盖未全打开扣2分，未将容器盖内面朝上扣2分
	3.从中取物品时，避免物品触碰边缘而污染	8	横跨一次扣2分，污染一次扣5分
	4.用毕即将容器盖严	2	未将容器盖严扣2分
	5.手持无菌容器时，应当托住底部	2	持无菌容器手法不对扣2分
	（三）取用无菌溶液法		
	1.检查、核对无菌溶液	3	检查不全面扣2分，不检查扣3分
	2.打开瓶口橡胶塞，消毒瓶口边缘后取下瓶塞	3	消毒不规范扣1分，未消毒扣2分
	3.手握标签面，先倒少量溶液于弯盘内，再由原处倒所需液量于无菌容器内	8	未握标签面扣1分，未冲洗瓶口扣2分，溶液量不足扣2分，横跨一次扣2分，污染一次扣5分
	4.取用后立即塞上橡胶塞，消毒瓶塞边缘后盖紧	3	未及时塞瓶塞扣1分，未消毒扣2分
	5.记录开瓶日期、时间，已打开的溶液有效使用时间是24小时	2	未注明日期、时间各扣1分
	（四）戴无菌手套法		
	1.选择尺码合适的无菌手套，检查有无破损、潮湿及其有效期	5	手套型号不合适扣2分，检查不全面扣2分，不检查扣3分
	2.取下手表，洗手	2	一项不符合要求扣1分
	3.打开包皮，捏住手套的翻折部分（手套内面），取出手套，右手对准五指戴上。再用戴好无菌手套的手插入另一手套翻折内面（手套外面），同法将左手手套戴好	8	横跨一次扣2分，污染一次扣5分
	4.双手对合交叉调整手套位置，将手套翻边扣套在工作服衣袖外面	2	手套戴好后不标准扣2分
	5.脱手套：一手捏住另一手套腕部外面，翻转脱下，再以脱下手套的手插入另一手套内侧，将其往下翻转脱下	2	脱手套方法不对扣2分

项目	操作标准	分值	减分细则
操作步骤	**铺无菌盘** 1.检查无菌物品名称及灭菌日期；检查无菌包有无破损、潮湿、消毒指示胶带是否变色及其有效期	4	未检查一项扣1分，无菌包不符合要求扣2分，有过期物品一件扣4分
	2.擦治疗盘	2	未擦治疗盘扣2分
	3.打开无菌持物钳包，取出持物钳罐置于治疗台面上，并注明开包日期及时间	5	打包及取持物钳手法不符合要求各扣2分，未注明开包日期及时间各扣1分
	4.打开无菌包，夹无菌巾于盘上，剩余物品按原折包好，注明开包日期及时间	5	未按原折包好扣2分，未注明开包日期及时间各扣1分
	5.将无菌巾双折平铺于盘上，将上层呈扇形折叠到对侧，边缘向外	3	不符合要求扣3分
	6.放下列物品于盘内：治疗碗、血管钳、干棉球于治疗碗内，记录开启日期及时间	10	持物钳使用不符合要求扣2分，漏取一件扣2分，未注明日期、时间各扣1分
	7.打开无菌溶液，消毒瓶口边缘，倒取无菌溶液；消毒瓶塞边缘后盖紧，注明开瓶日期时间	8	不符合要求一处扣2分，未注明日期、时间各扣1分
	8.整理治疗盘内物品	2	物品放置杂乱扣2分
	9.将无菌巾边沿对齐盖好，将开口处向上折返两次，两侧边缘向下反折一次	4	不符合要求一处扣1分
	10.注明铺盘日期及时间	2	未注明日期及时间各扣1分
	11.选择型号合适的无菌手套，打开包皮，捏住手套的翻折部分（手套内面），取出手套，对准五指戴上。再用戴好无菌手套的手插入另一手套翻折内面（手套外面），同法将手套戴好	10	手套型号不合适扣3分，一处不符合要求扣2分

项目	操作标准	分值	减分细则
操作步骤	12. 双手对合交叉调整手套位置，将手套翻边扣套在工作服衣袖外面	2	手套戴好后不标准扣2分
	13. 脱手套：一手捏住另一手套腕部外面，翻转脱下，再以脱下手套的手插入另一手套内侧，将其往下翻转脱下	2	脱手套方法不对扣2分
	14. 整理用物		漏掉一件扣1分
评价	1. 操作准确、熟练，查对规范	2	操作不熟练扣1分，查对不规范扣2分
	2. 无菌观念	5	污染三次以上不得分
	3. 在规定时间内完成操作		每超时1分钟扣2分

＊本栏中（一）、（二）、（三）、（四）各占100分中的19分。

三、生命体征监测技术操作图解与评分标准

【操作流程】

（一）体温测量技术操作

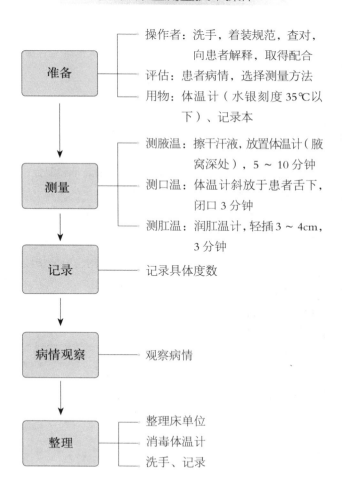

准备	—— 操作者：洗手，着装规范，查对，向患者解释，取得配合
	—— 评估：患者病情，选择测量方法
	—— 用物：体温计（水银刻度35℃以下）、记录本

测量	—— 测腋温：擦干汗液，放置体温计（腋窝深处），5～10分钟
	—— 测口温：体温计斜放于患者舌下，闭口3分钟
	—— 测肛温：润肛温计，轻插3～4cm，3分钟

| 记录 | —— 记录具体度数 |

| 病情观察 | —— 观察病情 |

整理	—— 整理床单位
	—— 消毒体温计
	—— 洗手、记录

1. 婴幼儿、意识不清或不合作的患者测体温时，护理人员应当守候在患者身旁。

2. 如有影响测量体温的因素时，应当推迟 30 分钟测量。

3. 发现体温和病情不符时，应当复测体温。

4. 极度消瘦的患者不宜测腋温。

5. 如患者不慎咬破汞温度计，应当立即清除口腔内玻璃碎片，再口服蛋清或牛奶延缓汞的吸收，若病情允许，服富含纤维食物以促进汞的排泄。

6. 有移动护理信息系统的用 PDA 扫码确认患者后，直接在 PDA 上录入测量结果。

（二）脉搏测量技术操作

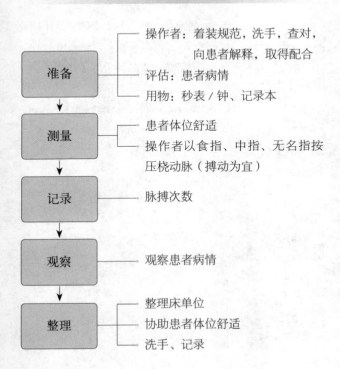

准备
— 操作者：着装规范，洗手，查对，向患者解释，取得配合
— 评估：患者病情
— 用物：秒表 / 钟、记录本

测量
— 患者体位舒适
— 操作者以食指、中指、无名指按压桡动脉（搏动为宜）

记录
— 脉搏次数

观察
— 观察患者病情

整理
— 整理床单位
— 协助患者体位舒适
— 洗手、记录

注意 ••

1. 如患者有紧张、剧烈活动等情况，需稳定后测量。

2. 为脉搏短绌的患者测量脉搏，需两位护士同时测量 1 分钟，即一人测量脉搏，另一人听心率。

3. 一般患者测量 30 秒，脉搏异常者测量 1 分钟核实后，报告医生。

4. 有移动护理信息系统的用 PDA 扫码确认患者后，直接在 PDA 上录入测量结果。

（三）呼吸测量技术操作

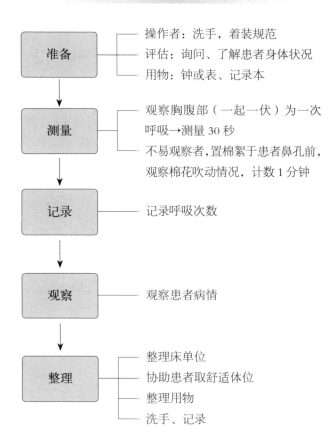

准备
— 操作者：洗手，着装规范
— 评估：询问、了解患者身体状况
— 用物：钟或表、记录本

测量
— 观察胸腹部（一起一伏）为一次呼吸→测量 30 秒
— 不易观察者，置棉絮于患者鼻孔前，观察棉花吹动情况，计数 1 分钟

记录
— 记录呼吸次数

观察
— 观察患者病情

整理
— 整理床单位
— 协助患者取舒适体位
— 整理用物
— 洗手、记录

注意 ••

1. 呼吸的速率会受到意识的影响，测量时不必告诉患者。

2. 如患者有紧张、剧烈运动、哭闹等，需稳定后测量。

3. 呼吸不规律的患者及婴儿应当测量 1 分钟。

4. 有移动护理信息系统的用 PDA 扫码确认患者后，直接在 PDA 上录入测量结果。

（四）血压测量技术操作

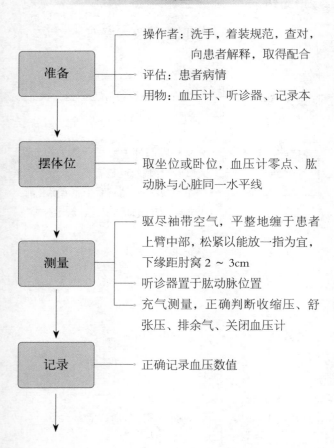

准备 —— 操作者：洗手，着装规范，查对，
        向患者解释，取得配合
—— 评估：患者病情
—— 用物：血压计、听诊器、记录本

摆体位 —— 取坐位或卧位，血压计零点、肱
动脉与心脏同一水平线

测量 —— 驱尽袖带空气，平整地缠于患者
上臂中部，松紧以能放一指为宜，
下缘距肘窝 2 ~ 3cm
—— 听诊器置于肱动脉位置
—— 充气测量，正确判断收缩压、舒
张压、排余气、关闭血压计

记录 —— 正确记录血压数值

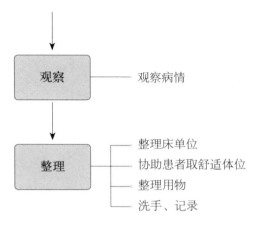

观察 —— 观察病情

整理 —— 整理床单位
协助患者取舒适体位
整理用物
洗手、记录

注意 ••••••••••••••••••••••••••••••

1. 保持测量者视线与血压计刻度平行。

2. 长期观察血压的患者，做到"四定"：定时间、定部位、
定体位、定血压计。

3. 选择合适袖带，若衣袖过紧或太多时，应当脱掉衣服，
以免影响测量结果。

4. 有移动护理信息系统的用 PDA 扫码确认患者后，直
接在 PDA 上录入测量结果。

【操作图解】

1. 测量口腔温度。

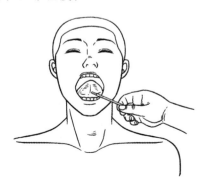

2.测量肛门温度。

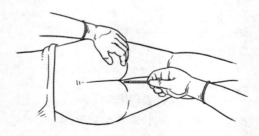

3.测量腋窝温度：解开衣扣，擦干腋下，将体温计水银端置腋窝深处紧贴皮肤夹紧。

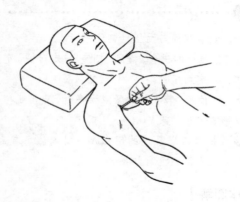

4.脉搏测量：用食指、中指、无名指的指腹平放于桡动脉搏动处，测试半分钟，如有异常测1分钟。

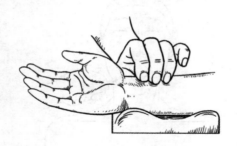

5.测量血压。

（1）平卧位时血压计平腋中线。

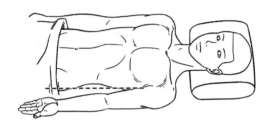

（2）坐位时血压计平第四软骨。

（3）排尽袖带内的空气，缠于上臂中部，松紧以放入一指为宜。

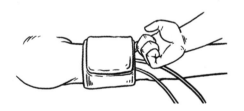

下缘距肘窝2～3cm，开启水银槽开关。

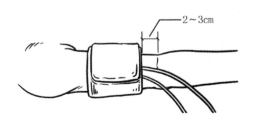

（4）带好听诊器，将听诊器头置肘窝肱动脉搏动最明显处，用手固定。

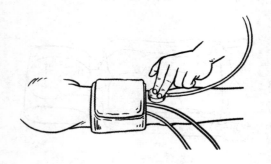

【评分标准】

项目	操作标准	分值	减分细则
操作前准备	1. 着装整洁，洗手，戴口罩	3	一项不符合要求扣 1 分
	2. 用物：方盘内盛体温计、纱布、TPR 记录单、笔、有秒针的表、血压计、听诊器、弯盘	5	缺一项扣 1 分
	3. 用物准备 3 分钟	2	超时 1 分钟扣 2 分
评估	1. 评估患者身体状况及合作程度	3	评估不全面少一项扣 1 分，未评估不得分
	2. 询问有无吸烟、进食、运动、情绪变化等情况，如有应休息 20～30 分钟后再测量	3	
	3. 选择适宜患者的测温方法	4	
操作步骤	**测量体温、脉搏、呼吸**		
	1. 备齐用物，携至床旁，查对治疗护理项目单和腕带(床号、姓名、性别、住院号)，问候患者	5	未问候扣 1 分，查对不认真扣 2 分，未查对扣 4 分
	2. 向患者解释操作目的及方法，取得合作	4	解释不到位扣 2 分，未解释扣 4 分
	3. 安全与舒适：患者体位舒适、安全，讲解体温计的安全使用	3	一项不符合要求扣 1 分

项目	操作标准	分值	减分细则
操作步骤	4.检查体温计无破损及在35℃以下	2	检查遗漏一处扣1分
	5.解开衣扣，擦干腋下，将体温计水银端置腋窝深处紧贴皮肤夹紧	5	一项不符合要求扣1分
	6.5～10分钟后取出，检视度数，告知患者，并记录	4	一项不符合要求扣1分
	7.脉搏测量：用食指、中指、无名指的指腹平放于桡动脉搏动处，测试半分钟，如有异常测1分钟	6	手法及位置不对各扣3分，时间不够扣2分，异常时处理不规范扣5分
	8.呼吸测量：将手指按在桡动脉处，观察患者胸、腹部的起伏，数半分钟，如有异常数1分钟	6	测量方法不对扣5分，时间不够扣2分，异常时处理不规范扣5分
	9.记录脉搏、呼吸次数，并告知患者	3	一项不符合要求扣1分
	测量血压		
	1.安全与舒适：患者体位舒适、安全，注意保暖	2	一项不符合要求扣1分
	2.检查血压计和听诊器	2	检查遗漏一处扣1分
	3.根据患者病情取坐位或平卧位，暴露一臂	2	一项不符合要求扣1分
	4.伸直肘部，手掌向上外展45°，打开血压计，垂直放妥，肱动脉应与血压计汞柱零点、心脏在同一水平线上	4	一项不符合要求扣1分
	5.排尽袖带内的空气，缠于上臂中部，松紧以放入一指为宜，下缘距肘窝2～3cm，开启水银槽开关	5	一项不符合要求扣1分
	6.带好听诊器，将听诊器头置肘窝肱动脉搏动最明显处，用手固定	3	听诊器位置不对扣3分，未固定扣1分

续表

项目	操作标准	分值	减分细则
操作步骤	7. 关气门并向袖带内充气，至肱动脉搏动音消失，再使其上升 20 ~ 30mmHg，然后缓慢放气，保持测量者视线与血压计刻度平行。正确读出收缩压、舒张压的数值	6	未关气门扣 1 分，充气过快扣 2 分，充气不合要求扣 2 分，视线与血压计刻度不平行扣 3 分，放气过快扣 2 分，测量值不准确扣 6 分
	8. 测量毕，排尽袖带内空气，拧紧气门上螺旋帽，将血压计右倾 45°，关闭水银槽开关，盖上盒盖，平稳放置	4	一项不符合要求扣 1 分
	9. 记录血压值，告知患者，在治疗护理项目单上签字后挂回床尾	2	一项不符合要求扣 1 分
	10. 协助患者取舒适卧位，整理床单位	2	一项不符合要求扣 1 分
评价	1. 操作熟练、查对规范。测量数据准确	3	操作不熟练扣 1 分，查对不规范扣 2 分。测量数据不准确扣 3 分
	2. 与患者沟通有效	4	未有效沟通扣 1 分
	3. 无菌观念强	3	无菌观念差酌情扣 1 ~ 2 分
	4. 在规定时间内完成操作		每超时 1 分钟扣 2 分

四、口腔护理技术操作图解与评分标准

【操作流程】

口腔护理技术操作

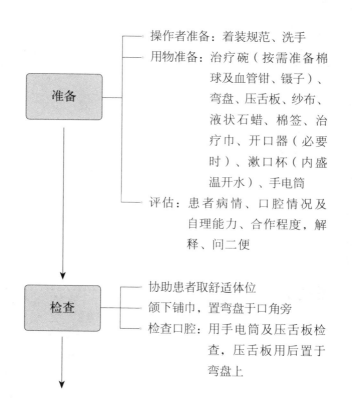

准备
- 操作者准备：着装规范、洗手
- 用物准备：治疗碗（按需准备棉球及血管钳、镊子）、弯盘、压舌板、纱布、液状石蜡、棉签、治疗巾、开口器（必要时）、漱口杯（内盛温开水）、手电筒
- 评估：患者病情、口腔情况及自理能力、合作程度，解释、问二便

检查
- 协助患者取舒适体位
- 颌下铺巾，置弯盘于口角旁
- 检查口腔：用手电筒及压舌板检查，压舌板用后置于弯盘上

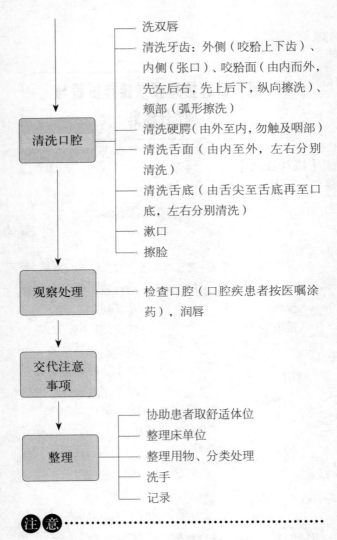

清洗口腔
- 洗双唇
- 清洗牙齿：外侧（咬验上下齿）、内侧（张口）、咬验面（由内而外，先左后右，先上后下，纵向擦洗）、颊部（弧形擦洗）
- 清洗硬腭（由外至内，勿触及咽部）
- 清洗舌面（由内至外，左右分别清洗）
- 清洗舌底（由舌尖至舌底再至口底，左右分别清洗）
- 漱口
- 擦脸

观察处理
- 检查口腔（口腔疾患者按医嘱涂药），润唇

交代注意事项

整理
- 协助患者取舒适体位
- 整理床单位
- 整理用物、分类处理
- 洗手
- 记录

注意 ●●●●●●●●●●●●●●●●●●●●●●●●●●●●●●●●

1. 操作时动作要轻，避免损伤患者口腔黏膜。
2. 操作过程要仔细观察病情，有异常及时报告医生。
3. 昏迷患者禁漱口，棉球不宜太湿并应夹紧防止脱落阻塞气道。
4. 传染病患者用物按消毒隔离方法处理。

【操作图解】

1. 用手电筒检查患者口腔情况，协助患者头偏向一侧，铺治疗巾，弯盘置于患者口角旁。

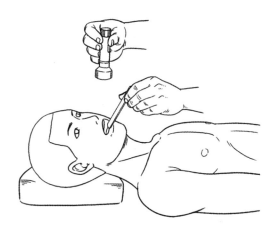

2. 注意血管钳使用方法。

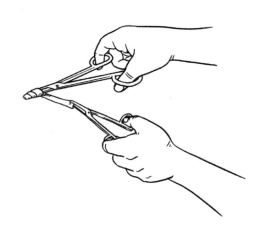

3.擦洗左侧牙齿外面、牙齿左上内侧面、左上咬
鉛面、左下内侧面、左下咬鉛面、左侧颊部。同法擦
洗右侧牙齿。每擦洗一处更换一个棉球（图中序号表
示擦洗顺序）。

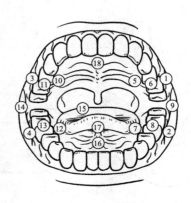

【评分标准】

项目	操作标准	分值	减分细则
操作前准备	1.着装整洁，洗手，戴口罩	3	一项不符合要求扣1分
	2.准备用物：治疗盘、治疗碗（内盛温水，吸管）、血管钳两把、压舌板、纱布、治疗巾、弯盘、液状石蜡、棉球、棉棒、手电筒、开口器（必要时）	5	缺一项扣1分
	3.用物准备3分钟	2	超时1分钟扣2分
评估	1.了解患者身体状况、口腔情况及有无活动义齿等	5	未评估不得分，评估不全面少一项扣1分
	2.向患者解释口腔护理的目的，取得患者的配合	5	

续表

项目	操作标准	分值	减分细则
操作步骤	1.备齐用物，携至患者床旁，查对治疗护理项目执行单和腕带(床号、姓名、性别、住院号)，问候患者	5	未问候扣1分，查对不认真扣2分，未查对扣4分
	2.向患者解释操作目的及方法，取得合作	4	解释不到位扣2分，未解释扣4分
	3.安全与舒适：患者体位舒适，病房环境整洁安全	3	一项不符合要求扣1分
	4.用手电筒检查患者口腔情况，协助患者头偏向一侧，铺治疗巾，弯盘置于患者口角旁	3	一项不符合要求扣1分
	5.协助清醒患者用温水漱口，指导患者正确漱口方式，避免呛咳	3	未漱口扣3分
	6.清点棉球数量，用棉棒清洁口唇，嘱患者轻咬上下齿，用压舌板轻轻撑开左侧颊部，用血管钳夹棉球擦洗上下齿左外侧面，由内向门齿纵向擦拭(注意血管钳使用方法)	6	一项不符合要求扣1分
	7.同法擦洗右外侧面	6	一项不符合要求扣1分
	8.嘱患者张口，擦洗牙齿左上内侧面、左上咬牙合面、左下内侧面、左下咬牙合面、左侧颊部。每擦洗一处更换一个棉球	12	未嘱张口扣1分，擦洗顺序不对一处扣1分，擦洗不到位一处扣1分。漏掉一处扣2分。钳端碰到牙齿一处扣1分
	9.同法擦洗另一侧。擦洗舌面、舌下、硬腭(每个棉球只擦一面，棉球以不滴水为宜，擦洗过程中注意询问患者感受)。擦洗完毕，核对棉球数量	16	棉球湿度不符合要求扣3分，擦洗过程中未询问患者感受扣5分，未核对棉球数量扣1分
	10.协助患者漱口(昏迷患者严禁漱口)，擦口周围，撤去弯盘，撤治疗巾	4	一项不符合要求扣1分

项目	操作标准	分值	减分细则
操作步骤	11.用手电筒检查口腔，有口腔黏膜溃疡时，遵医嘱给适当药物，口唇干裂涂液状石蜡	2	一项不符合要求扣 1 分
	12.再次核对并在治疗护理项目单上签字。协助患者取舒适卧位，交代注意事项	3	卧位不适扣 1 分，交代不全扣 1 分，未交代扣 2 分
	13.整理床单位及用物	3	未整理扣 2 分，漏一件扣 1 分
评价	1.操作轻柔、熟练，查对规范	3	操作不熟练扣 1 分，查对不规范扣 2 分
	2.与患者沟通有效	4	未有效沟通扣 1 分
	3.无菌观念强	3	无菌观念差酌情扣 1～2 分
	4.在规定时间内完成操作		每超时 1 分钟扣 2 分

五、鼻饲护理技术操作图解与评分标准

【操作流程】

鼻饲护理技术操作

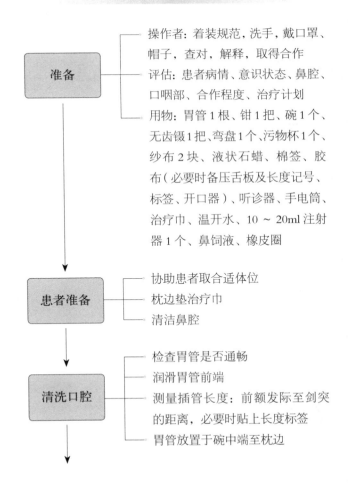

准备	— 操作者：着装规范，洗手，戴口罩、帽子，查对，解释，取得合作 — 评估：患者病情、意识状态、鼻腔、口咽部、合作程度、治疗计划 — 用物：胃管1根、钳1把、碗1个、无齿镊1把、弯盘1个、污物杯1个、纱布2块、液状石蜡、棉签、胶布（必要时备压舌板及长度记号、标签、开口器）、听诊器、手电筒、治疗巾、温开水、10～20ml注射器1个、鼻饲液、橡皮圈
患者准备	— 协助患者取合适体位 — 枕边垫治疗巾 — 清洁鼻腔
清洗口腔	— 检查胃管是否通畅 — 润滑胃管前端 — 测量插管长度：前额发际至剑突的距离，必要时贴上长度标签 — 胃管放置于碗中端至枕边

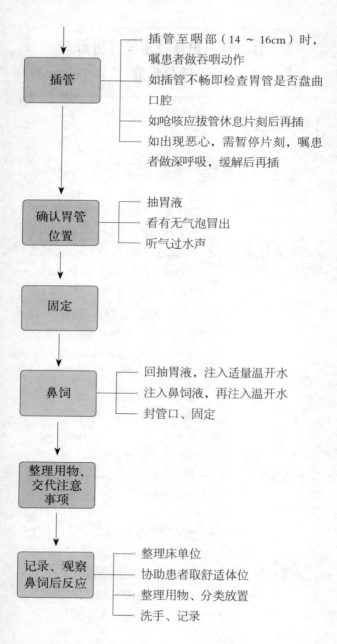

插管 ── 插管至咽部（14～16cm）时，嘱患者做吞咽动作
── 如插管不畅即检查胃管是否盘曲口腔
── 如呛咳应拔管休息片刻后再插
── 如出现恶心，需暂停片刻，嘱患者做深呼吸，缓解后再插

确认胃管位置 ── 抽胃液
── 看有无气泡冒出
── 听气过水声

固定

鼻饲 ── 回抽胃液，注入适量温开水
── 注入鼻饲液，再注入温开水
── 封管口、固定

整理用物、交代注意事项

记录、观察鼻饲后反应 ── 整理床单位
── 协助患者取舒适体位
── 整理用物、分类放置
── 洗手、记录

注意 ●●●●●●●●●●●●●●●●●●●●●●●●●●●●●●●●●●●●

1. 昏迷患者插管时去枕，插至约 15cm 时托起头部使下颌靠近胸骨柄。

2. 鼻饲前检查有无胃潴留，胃内容超过 150ml 时应通知医生减量或暂停鼻饲。

3. 鼻饲液温度 38℃ ~ 40℃，每次用量不超过 200ml。

4. 鼻饲完毕，注入温开水后，将胃管提起使水全部注入胃内。

5. 鼻饲后 30 ~ 60 分钟内不能翻身。

6. 有移动护理信息系统的用 PDA 扫码确认患者后，直接在 PDA 上录入鼻饲量。

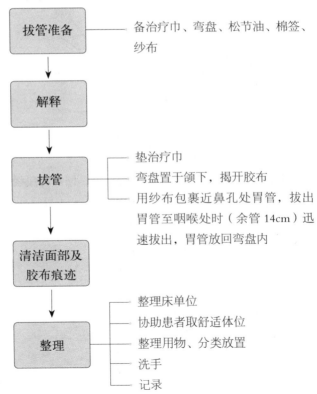

拔管准备 —— 备治疗巾、弯盘、松节油、棉签、纱布

↓

解释

↓

拔管 —— 垫治疗巾
—— 弯盘置于颌下，揭开胶布
—— 用纱布包裹近鼻孔处胃管，拔出胃管至咽喉处时（余管 14cm）迅速拔出，胃管放回弯盘内

↓

清洁面部及胶布痕迹

↓

整理 —— 整理床单位
—— 协助患者取舒适体位
—— 整理用物、分类放置
—— 洗手
—— 记录

【操作图解】

1.清洁鼻孔，检查
并打开胃管及液状石蜡
的包装。

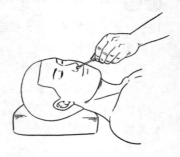

2.取胃管并检查是否通畅，测量插管的长度（自
发际至剑突），45 ～ 55cm。

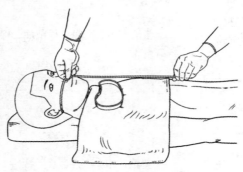

3.润滑胃管前端，右手持胃管，沿一侧鼻孔缓缓
插入，到咽喉部约15cm时，嘱患者张口，检查胃管是

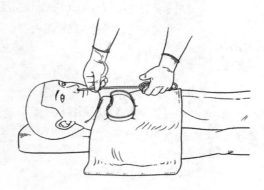

否在口中。然后嘱患者做吞咽动作,同时快速将胃管送至所需的长度(在插管过程中适时给予鼓励)。

4.验证胃管是否在胃内(听注气声)。

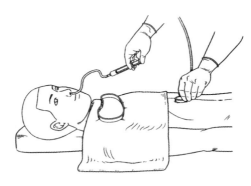

5.用胶布固定于鼻翼。

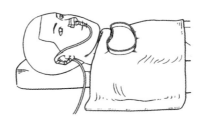

【评分标准】

项目	操作标准	分值	减分细则
操作前准备	1.着装整洁,洗手,戴口罩	3	一项不符合要求扣1分
	2.用物:50ml注射器、20ml注射器、听诊器、胃管、液状石蜡棉球、棉签、治疗巾、手电筒、纱布、38℃~40℃温水、鼻饲食物、口取纸、胶布、弯盘、别针、皮筋	5	缺一项扣1分
	3.用物准备3分钟	2	超时1分钟扣2分

续表

项目	操作标准	分值	减分细则
评估	1.评估患者合作程度，询问有无插管经历	5	评估不全面少一项扣1分，未评估不得分
	2.了解患者鼻腔状况，包括既往有无鼻部疾患、鼻中隔偏曲等	5	
操作步骤	1.备齐用物，携至床旁，查对治疗护理项目单和腕带(床号、姓名、性别、住院号)，问候患者	5	未问候扣1分，查对不认真扣2分，未查对扣4分
	2.向患者解释操作目的，取得合作	4	未解释扣4分，解释不到位扣2分
	3.安全与舒适：卧位舒适，病室环境安静、整洁	3	一项不符合要求扣1分
	4.协助患者取平卧或半坐卧位，昏迷患者头稍后仰，颌下铺治疗巾，置弯盘于口角旁	4	一项不符合要求扣1分
	5.备胶布，清洁鼻孔，检查并打开胃管及液状石蜡的包装	4	一项不符合要求扣1分
	6.戴手套。取胃管并检查是否通畅，测量插管的长度（自发际至剑突），45～55cm	7	未戴手套扣1分，未检查扣2分，未试通畅扣2分，测量不准确扣5分
	7.润滑胃管前端，右手持胃管，沿一侧鼻孔缓缓插入，到咽喉部约15cm时，嘱患者张口，检查胃管是否在口中。然后嘱患者做吞咽动作，同时快速将胃管送至所需的长度（在插管过程中适时给予鼓励）	15	未润滑扣1分，未检查扣2分，插管方法不对扣5分，插管失败扣10分，插管过程中未适时给予鼓励扣2分
	8.验证胃管是否在胃内（口述另两种方法）	5	未验证扣5分
	9.用胶布固定于鼻翼	2	未固定扣2分
	10.擦净患者口鼻，撤去弯盘，摘手套，用胶布再次固定胃管，标注置管时间	5	一项不符合要求扣1分

项目	操作标准	分值	减分细则
操作步骤	11.先注入20ml温开水，反折胃管末端，遵医嘱抽吸鼻饲食物，接胃管缓推入胃中（推注过程中注意询问患者感受）。鼻饲完毕再注入20ml温开水	7	温开水温度及剂量不合要求各扣1分，鼻饲食物温度不合要求扣2分，注入过快扣1分，前后未注入温开水各扣2分，在注入过程中未询问患者感受扣2分
	12.将胃管开口端反折用纱布包好，用别针固定于枕旁。撤去治疗巾	3	一项不符合要求扣1分
	13.再次核对并签字，交代注意事项	2	交代不全面扣1分，未交代扣2分
	14.整理床单位及用物	2	未整理扣2分，漏掉一件扣1分
	15.记录水、食物、药物的量及置胃管、鼻饲时间	2	记录不全面扣1分，未记录扣2分
评价	1.操作准确、熟练、查对规范	3	操作不熟练扣1分，查对不规范扣2分
	2.与患者沟通有效	4	未有效沟通扣1分
	3.无菌观念强	3	无菌观念差酌情扣1～2分
	4.在规定时间内完成操作		每超时1分钟扣2分

六、留置导尿管技术操作图解与评分标准

【操作流程】

留置导尿管技术操作

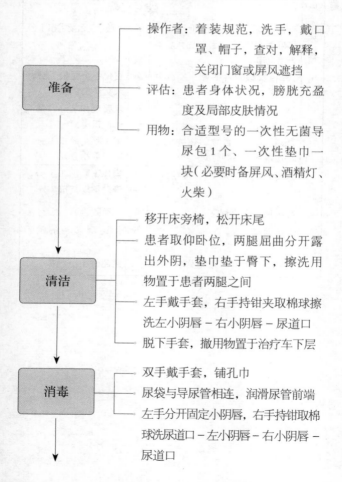

准备
- 操作者：着装规范，洗手，戴口罩、帽子，查对，解释，关闭门窗或屏风遮挡
- 评估：患者身体状况，膀胱充盈度及局部皮肤情况
- 用物：合适型号的一次性无菌导尿包1个、一次性垫巾一块（必要时备屏风、酒精灯、火柴）

清洁
- 移开床旁椅，松开床尾
- 患者取仰卧位，两腿屈曲分开露出外阴，垫巾垫于臀下，擦洗用物置于患者两腿之间
- 左手戴手套，右手持钳夹取棉球擦洗左小阴唇－右小阴唇－尿道口
- 脱下手套，撤用物置于治疗车下层

消毒
- 双手戴手套，铺孔巾
- 尿袋与导尿管相连，润滑尿管前端
- 左手分开固定小阴唇，右手持钳取棉球洗尿道口－左小阴唇－右小阴唇－尿道口

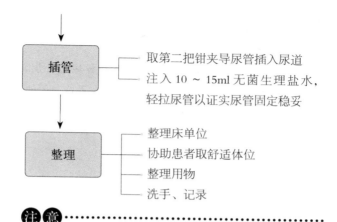

插管 ── 取第二把钳夹导尿管插入尿道
    └─ 注入 10 ~ 15ml 无菌生理盐水，
       轻拉尿管以证实尿管固定稳妥

整理 ── 整理床单位
    ── 协助患者取舒适体位
    ── 整理用物
    └─ 洗手、记录

注意 ••••••••••••••••••••••••••••••••••••

1. 有移动护理信息系统的用 PDA 扫码确认患者，留置尿管期间护士直接在 PDA 上录入尿量。

2. 指导患者放松，在插管过程中协调配合，避免污染。

3. 指导患者在留置尿管期间保证水的充足摄入量，预防发生感染和结石。

4. 告知患者在留置尿管期间防止尿管大折、弯曲、受压、脱出等情况发生，保持通畅。

5. 告知患者保持尿袋高度低于耻骨联合水平，防止逆行感染。

6. 指导长期留置尿管的患者进行膀胱功能训练及骨盆底肌的锻炼，以增强控制排尿的能力。

7. 患者留置尿管期间，尿管要定时夹闭。

8. 尿潴留患者一次导出尿量不超过 1000ml，以防出现虚脱和血尿。

9. 患者尿管拔除后，观察患者排尿时的异常症状。

10. 为男性患者插导管时，遇有阻力，特别是尿管经尿道内口、膜部、尿道外口的狭窄部、耻骨联合下方和前下方处的弯曲部时，嘱患者缓慢深呼吸，慢慢插入尿管。

【操作图解】

（一）女患者导尿术

1.臀下垫一次性垫单，在床尾打开导尿包外层，置弯盘于会阴处，左手戴一次性手套，右手持血管钳夹取棉球依次消毒阴阜、双侧大阴唇。

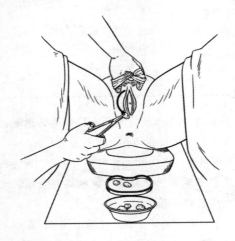

再用戴手套的手分开大阴唇，消毒双侧小阴唇和尿道口、肛门。

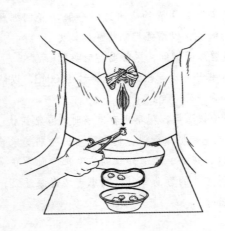

2. 在患者两腿之间打开内层导尿包。

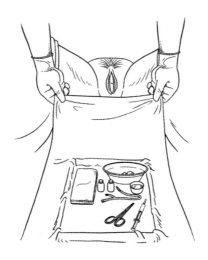

戴手套，铺洞巾，使洞巾和治疗巾内层形成一无菌区。

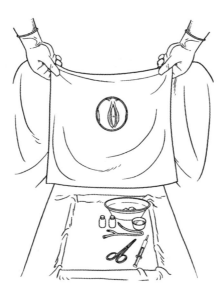

3. 按操作顺序排列好用物，检查尿管气囊是否漏气，接尿袋，并润滑导尿管前端。

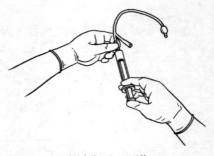

4. 再次消毒，顺序为：尿道口→两侧小阴唇→尿道口。

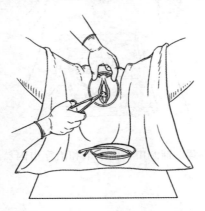

5. 嘱患者深呼吸，插导尿管（适时给予鼓励），进4～6cm，见尿液后，再进5～7cm，夹闭尿管。

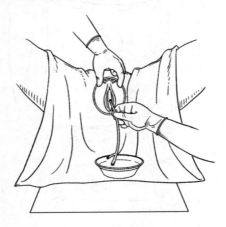

6.注入气囊10～15ml无菌生理盐水，轻拉固定，必要时遵嘱留取尿标本。

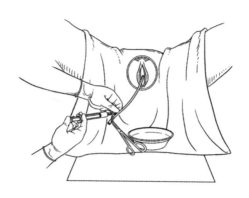

7.把储尿袋固定。

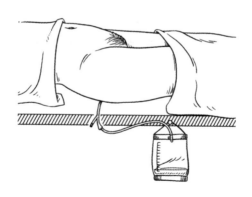

（二）男患者导尿术

1.臀下垫一次性垫单，在床尾打开导尿包外层，置弯盘于会阴处，左手戴一次性手套，右手持血管钳夹取棉球依次消毒，顺序为阴阜、阴茎、阴囊。

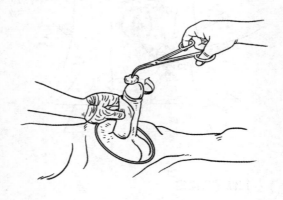

然后左手用纱布裹住阴茎包皮向后推，暴露尿道外口，自尿道口向外向后旋转擦拭尿道口、龟头及冠状沟数次。

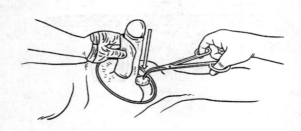

2. 一手用无菌纱布固定阴茎，嘱患者张口呼吸，用另一血管钳夹持导尿管前端，对准尿道口轻轻插入 20 ~ 22cm（适时给予鼓励），见尿液流出后再插入 5 ~ 7cm，夹闭尿管。注入气囊 10 ~ 15ml 无菌生理盐水，轻拉固定，必要时遵嘱留取尿标本。

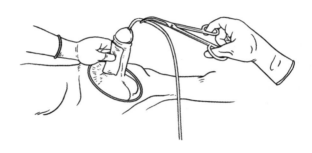

3. 撤洞巾，摘手套，固定尿袋。

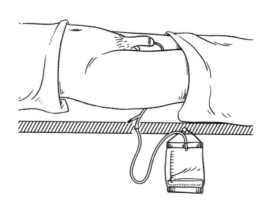

【评分标准】

女患者导尿术操作考核评分标准

项目	操作标准	分值	减分细则
操作前准备	1. 着装整齐，洗手，戴口罩	3	一项不符合要求扣1分
	2. 无菌导尿包：外层为弯盘1个、碘伏棉球袋、一次性手套2只、纸垫；内层为一次性无菌手套、洞巾、弯盘、消毒盘、气囊尿管、塑料镊子、纱布、注水器、碘伏棉球袋、液状石蜡棉球袋、引流袋、塑料试管；其他有一次性垫单、浴巾、屏风或床幔、便盆	5	缺一项扣1分
	3. 用物准备3分钟	2	超时1分钟扣2分
评估	1. 了解患者的身体状况	5	评估不全面少一项扣1分，未评估不得分
	2. 评估患者膀胱充盈度及局部皮肤情况	5	
操作步骤	1. 备齐用物，携至床旁，查对治疗护理项目单和腕带（床号、姓名、性别、住院号），问候患者	5	未问候扣1分，查对不认真扣2分，未查对扣4分
	2. 向患者解释操作目的，取得合作	4	解释不到位扣2分，未解释扣4分
	3. 安全与舒适：患者体位正确、舒适；关闭门窗，酌情遮挡屏风	3	一项不符合要求扣1分
	4. 松开盖被，脱去患者对侧裤腿盖于右腿（必要时盖浴巾），被子盖于左腿上，协助患者取屈膝仰卧位，两腿略外展，暴露外阴	4	未松盖被扣1分，卧位不符合要求扣3分，暴露过多或不充分扣3分
	5. 评估患者外阴情况	3	未评估扣3分

项目	操作标准	分值	减分细则
操作步骤	6.臀下垫一次性垫单，在床尾打开导尿包外层，置弯盘于会阴处，左手戴一次性手套，右手持血管钳夹取棉球依次消毒阴阜、双侧大阴唇，再用戴手套的手分开大阴唇，消毒双侧小阴唇和尿道口、肛门。脱下手套置于弯盘内，移至治疗车下	8	未垫垫单及放弯盘各扣1分，未戴手套扣1分，消毒顺序不对一处扣2分，消毒方法不对扣5分，消毒不彻底扣3分，未摘手套扣1分，用物处置不妥扣2分
	7.在患者两腿之间打开内层导尿包，戴手套，铺洞巾，使洞巾和治疗巾内层形成一无菌区	5	横跨一处扣2分，污染一处扣2分，一项不符合要求扣2分
	8.按操作顺序排列好用物，检查尿管气囊是否漏气接尿袋，并润滑导尿管前端	3	排列不符合要求扣2分。未润滑扣1分
	9.再次消毒，顺序为：尿道口→两侧小阴唇→尿道口	8	消毒顺序不对一处扣2分，消毒方法不对扣5分
	10.嘱患者深呼吸，插导尿管（适时给予鼓励），进4～6cm，见尿液后，再进5～7cm，夹闭尿管。注入气囊10～15ml无菌生理盐水，轻拉固定，必要时遵嘱留取尿标本	12	插管方法不对扣5分，插管失败扣10分，插管深度不合要求扣3分，插管中未适时给予鼓励扣5分。盐水剂量不合要求扣2分，未轻拉固定扣2分
	11.撤洞巾，摘手套，固定尿袋	4	一项不符合要求扣1分
	12.观察导出尿液的性质、颜色及量，注意询问患者的感受	3	未观察扣1分，未询问扣2分
	13.协助患者穿好衣服，取舒适卧位，交代注意事项	3	卧位不适扣1分，交代不全扣1分，未交代扣2分
	14.再次核对并签字。整理床单位及用物	3	未整理扣2分，漏一件扣1分
	15.标记置管日期及时间	2	一项不符合要求扣1分

续表

项目	操作标准	分值	减分细则
评价	1. 操作准确、熟练，查对规范	3	操作不熟练扣1分，查对不规范扣2分
	2. 与患者沟通有效	4	未有效沟通扣1分
	3. 无菌观念强	3	污染三次以上不得分
	4. 在规定时间内完成操作		每超时1分钟扣2分

男患者导尿术操作考核评分标准

项目	操作标准	分值	减分细则
操作前准备	1. 着装整齐，洗手，戴口罩	3	一项不符合要求扣1分
	2. 无菌导尿包：外层为弯盘1个、碘伏棉球袋、一次性手套2只、纱布；内层为一次性无菌手套、洞巾、弯盘、消毒盘、气囊尿管、塑料镊子、纱布、注水器、碘伏棉球袋、液状石蜡棉球袋、引流袋、塑料试管；其他有一次性垫单、浴巾、屏风或床幔、便盆	5	缺一项扣1分
	3. 用物准备3分钟	2	超时1分钟扣2分
评估	1. 了解患者的身体状况	5	未评估不得分，评估不全面少一项扣1分
	2. 评估患者膀胱充盈度及局部皮肤情况	5	

56

项目	操作标准	分值	减分细则
操作步骤	1. 备齐用物，携至床旁，查对治疗护理项目单和腕带（床号、姓名、性别、住院号），问候患者	5	未问候扣1分，查对不认真扣2分，未查对扣4分
	2. 向患者解释操作目的，取得合作	4	解释不到位扣2分，未解释扣4分
	3. 安全与舒适：患者体位正确、舒适；关闭门窗，酌情遮挡屏风	3	一项不符合要求扣1分
	4. 松开盖被，脱去患者对侧裤腿盖于右腿（必要时盖浴巾），被子盖于左腿上，协助患者取屈膝仰卧位，两腿略外展，暴露外阴	4	未松盖被扣1分，卧位不符合要求扣2分，暴露过多或不充分扣3分
	5. 评估患者外阴情况	3	未评估扣3分
	6. 臀下垫一次性垫单，在床尾打开导尿包外层，置弯盘于会阴处，左手戴一次性手套，右手持血管钳夹取棉球依次消毒，顺序为阴阜、阴茎、阴囊。然后左手用纱布裹住阴茎包皮向后推，暴露尿道外口，自尿道口向外向后旋转擦拭尿道口、龟头及冠状沟数次。初步消毒完毕，脱下手套置于弯盘内，移至治疗车下	8	未垫方垫及弯盘各扣1分，未戴手套扣1分，消毒顺序不对一处扣2分，消毒方法不对扣3分，消毒不彻底扣3分，未摘手套扣1分，用物置不妥扣1分
	7. 在患者两腿之间打开内层导尿包，戴手套，铺洞巾，使洞巾和治疗巾内层形成一无菌区	5	污染一处扣5分，横跨一处扣2分，无菌区域不符合要求扣2分
	8. 按操作顺序排列好用物，检查尿管气囊是否漏气接尿袋，并润滑导尿管前端	3	排列不符合要求扣2分。未润滑扣1分
	9. 一手用无菌纱布裹住阴茎并提起，使之与腹壁成60°角，将包皮向后推暴露尿道口，用消毒棉球消毒尿道口、龟头及冠状沟数次。一个棉球只用一次，消毒完毕，置弯盘于床尾	8	阴茎提起角度不符合要求扣2分，尿道口暴露不充分扣2分，消毒顺序不对一处扣2分，消毒方法不对扣3分，用物置不妥扣2分

续表

项目	操作标准	分值	减分细则
操作步骤	10.一手用无菌纱布固定阴茎，嘱患者张口呼吸，用另一血管钳夹持导尿管前端，对准尿道口轻轻插入 20～22cm（适时给予鼓励），见尿液流出后再插入 5～7cm，夹闭尿管。注入气囊 10～15ml 无菌生理盐水，轻拉固定，必要时遵嘱留取尿标本	12	插管方法不对扣 3 分，插管失败扣 10 分，插管深度不合要求扣 3 分，插管中未适时给予鼓励扣 2 分。注入盐水剂量不符合要求扣 2 分，未轻拉固定扣 2 分
	11.撤洞巾，摘手套，固定尿袋	4	一项不符合要求扣 1 分
	12.观察导出尿液的性质、颜色及量，注意询问患者的感受	3	未观察扣 1 分，未询问扣 2 分
	13.协助患者穿好衣服，取舒适卧位，交代注意事项	3	卧位不适扣 1 分，交代不全扣 1 分，未交代扣 2 分
	14.再次核对并签字。整理床单位及用物	3	未整理扣 2 分，漏一件扣 1 分
	15.标记置管时间	2	不符合要求扣 2 分
评价	1.操作准确、熟练，查对规范	3	操作不熟练扣 1 分，查对不规范扣 2 分
	2.与患者沟通有效	4	未有效沟通扣 1 分
	3.无菌观念强	3	污染三次以上不得分
	4.在规定时间内完成操作		每超时 1 分钟扣 2 分

留置导尿患者会阴护理技术操作考核评分标准

项目	操作标准	分值	减分细则
操作前准备	1.着装整洁，洗手，戴口罩	3	一项不符合要求扣 1 分
	2.用物：橡胶手套、一次性垫单、一次性换药碗、棉球、碘伏、污物桶 1 个	5	缺一项扣 1 分，一项不合要求扣 1 分
	3.用物准备 3 分钟	2	超时 1 分钟扣 2 分

项目	操作标准	分值	减分细则
评估	1.评估患者病情、会阴清洁度及外阴皮肤情况	5	评估不全面少一项扣1分,未评估不得分
	2.评估患者导尿管是否通畅	5	
操作步骤	1.备齐用物,携至床旁,查对治疗护理项目单和腕带(床号、姓名、性别、住院号),问候患者	5	未问候扣1分,查对不认真一项扣2分,未查对扣4分
	2.向患者解释操作目的和配合方法,取得合作。拉上床幔,关闭门窗	6	未解释扣4分,解释不到位扣2分。其余一项不符合要求扣1分
	3.舒适与安全:病室清洁、温度适宜,患者卧位舒适、安全	3	一项不符合要求扣1分
	4.协助患者取仰卧位,松开衣裤,暴露会阴部,臀下垫一次性垫单	5	一项不符合要求扣1分
	5.观察会阴部清洁度,皮肤有无破损,炎症,有无分泌物过多	5	未观察扣5分。观察不到位扣2分
	6.打开换药碗,准备碘伏棉球	5	横跨一次扣2分,污染一次扣5分。棉球数量不够扣3分
	7.戴手套,轻轻提起导尿管,沿导尿管口依次用碘伏棉球擦洗。擦洗顺序男性为尿道口-龟头-冠状沟-阴茎-尿管(距尿道口5cm以上);女性为尿道口-阴道口-小阴唇-大阴唇-会阴-肛门-尿管。每擦洗一处需更换棉球。如患者有会阴部切口,也应轻轻擦净。有外阴伤者,操作时注意观察外阴伤口周围组织有无红肿,分泌物性质和伤口愈合情况。擦洗过程中注意询问患者感受,适时安慰、鼓励患者	32	未戴手套扣2分,擦洗顺序不对一处扣3分,漏擦一处扣5分,擦洗不彻底一处扣5分,未更换棉球一个扣5分,未观察扣2分,未安慰、鼓励患者扣2分
	8.擦洗完毕,撤下一次性垫单,摘手套,为患者穿好衣裤	3	一项不符合要求扣1分

续表

项目	操作标准	分值	减分细则
操作步骤	9.协助患者取舒适体位,再次核对并签字,交代注意事项	3	卧位不适扣1分,交代不全扣1分,未交代扣2分
	10.整理床单位及用物	3	未整理扣2分,漏一件扣1分
评价	1.操作准确、熟练,查对规范	3	操作不熟练扣1分,查对不规范扣2分
	2.与患者沟通有效	4	未有效沟通扣1分
	3.无菌观念强	3	无菌观念差酌情扣1~2分
	4.在规定时间内完成操作		每超时1分钟扣2分

七、胃肠减压技术操作图解与评分标准

【操作流程】

胃肠减压技术操作

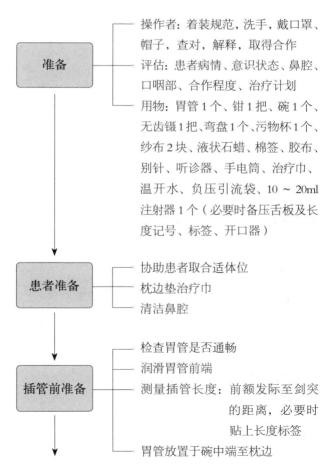

准备
- 操作者：着装规范，洗手，戴口罩、帽子，查对，解释，取得合作
- 评估：患者病情、意识状态、鼻腔、口咽部、合作程度、治疗计划
- 用物：胃管1个、钳1把、碗1个、无齿镊1把、弯盘1个、污物杯1个、纱布2块、液状石蜡、棉签、胶布、别针、听诊器、手电筒、治疗巾、温开水、负压引流袋、10～20ml 注射器1个（必要时备压舌板及长度记号、标签、开口器）

患者准备
- 协助患者取合适体位
- 枕边垫治疗巾
- 清洁鼻腔

插管前准备
- 检查胃管是否通畅
- 润滑胃管前端
- 测量插管长度：前额发际至剑突的距离，必要时贴上长度标签
- 胃管放置于碗中端至枕边

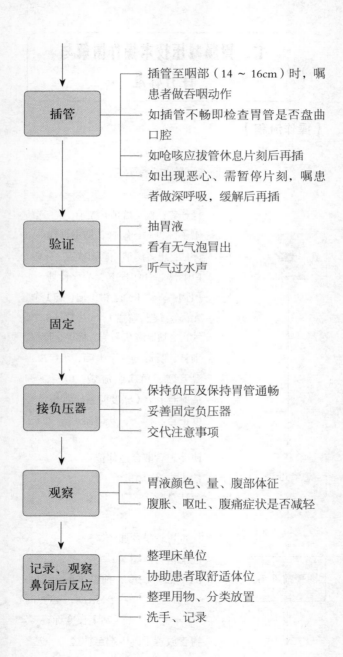

插管 —— 插管至咽部（14 ~ 16cm）时，嘱患者做吞咽动作

—— 如插管不畅即检查胃管是否盘曲口腔

—— 如呛咳应拔管休息片刻后再插

—— 如出现恶心、需暂停片刻，嘱患者做深呼吸，缓解后再插

验证 —— 抽胃液

—— 看有无气泡冒出

—— 听气过水声

固定

接负压器 —— 保持负压及保持胃管通畅

—— 妥善固定负压器

—— 交代注意事项

观察 —— 胃液颜色、量、腹部体征

—— 腹胀、呕吐、腹痛症状是否减轻

记录、观察鼻饲后反应 —— 整理床单位

—— 协助患者取舒适体位

—— 整理用物、分类放置

—— 洗手、记录

注 意 ••••••••••••••••••••••••••••••••••

1. 有移动护理信息系统的用 PDA 扫码确认患者，留置
   胃管期间直接在 PDA 上录入胃肠减压量。
2. 妥善固定胃肠减压装置，防止变换体位时加重对咽
   部的刺激，以免受压、脱出影响减压效果。
3. 观察引流液的颜色、性质、量，并记录 24 小时引流
   总量。
4. 留置胃管期间应加强患者的口腔护理。
5. 胃肠减压期间，注意观察患者水电解质及胃肠功能
   恢复情况。
6. 成人负压袋呈完全负压状态，婴幼儿必要时用注射
   器抽吸。

【操作图解】

抽吸胃内容物。

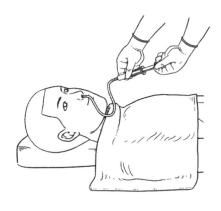

【评分标准】

项目	操作标准	分值	减分细则
操作前准备	1. 着装整齐，洗手，戴口罩	3	一项不符合要求扣 1 分
	2. 准备用物：胃管、液状石蜡棉球、纱布、20ml 注射器、治疗巾、手套、棉签、胶布、手电筒、听诊器、负压盒、别针、弯盘、寸带、口取纸	5	缺一项扣 1 分
	3. 用物准备 3 分钟	2	超时 1 分钟扣 2 分
评估	1. 评估患者合作程度，询问有无插管经历	5	评估不全面少一项扣 1 分，未评估不得分
	2. 了解患者既往有无鼻部疾患、鼻中隔偏曲等	5	
操作步骤	1. 备齐用物，携至床旁，查对治疗护理项目单和腕带（床号、姓名、性别、住院号），问候患者	5	未问候扣 1 分，查对不认真扣 2 分，未查对扣 4 分
	2. 向患者解释操作目的，取得合作	4	解释不到位扣 2 分，未解释扣 4 分
	3. 安全与舒适：卧位舒适，病室环境安静、整洁	3	一项不符合要求扣 1 分
	4. 协助患者采取平卧或半坐卧位，昏迷患者头稍后仰，检查鼻腔，颌下铺治疗巾，置弯盘于口角旁	4	一项不符合要求扣 1 分
	5. 备胶布，清洁鼻孔，检查并打开胃管及液状石蜡的包装	4	一项不符合要求扣 1 分
	6. 戴手套。取胃管并检查是否通畅，测量插管的长度（自发际至剑突），45 ~ 55cm	7	未戴手套扣 1 分，未检查扣 2 分，未试通畅扣 2 分，测量不准确扣 5 分

项目	操作标准	分值	减分细则
操作步骤	7. 润滑胃管前端，右手持胃管，沿一侧鼻孔缓缓插入，到咽喉部约 15 cm 时，嘱患者张口，检查胃管是否在口中。然后嘱患者做吞咽动作，同时快速将胃管送至所需的长度（在插管过程中适时给予鼓励）	15	未润滑扣 1 分，未检查扣 2 分，插管方法不对扣 5 分，插管失败扣 10 分，插管过程中未适时给予鼓励扣 2 分
	8. 用胶布固定于鼻翼	2	未固定扣 2 分
	9. 验证胃管是否在胃内（口述另两种方法）	5	未验证扣 5 分
	10. 擦净患者口鼻，撤去弯盘，摘手套，用胶布再次固定胃管，标注置管时间	5	一项不符合要求扣 1 分
	11. 接负压盒，调节负压，保持压力（5kPa），撤去治疗巾，用别针固定负压盒于枕旁	8	一项不符合要求扣 2 分
	12. 观察引流液性状、颜色及量，询问患者的感受	3	未观察扣 1 分，未询问扣 2 分
	13. 再次核对并签字。协助患者取舒适卧位，交代注意事项	3	卧位不适扣 1 分，交代不全扣 1 分，未交代扣 2 分
	14. 整理床单位及用物	2	未整理扣 2 分，漏掉一件扣 1 分
评价	1. 操作准确、熟练，查对规范	3	操作不熟练扣 1 分，查对不规范扣 2 分
	2. 与患者沟通有效	4	未有效沟通扣 1 分
	3. 无菌观念强	3	无菌观念差酌情扣 1～2 分
	4. 在规定时间内完成操作		每超时 1 分钟扣 2 分

八、大量不保留灌肠技术操作图解与评分标准

【操作流程】

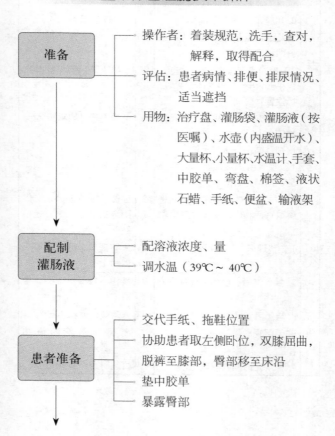

大量不保留灌肠技术操作

准备
- 操作者：着装规范，洗手，查对，解释，取得配合
- 评估：患者病情、排便、排尿情况、适当遮挡
- 用物：治疗盘、灌肠袋、灌肠液（按医嘱）、水壶（内盛温开水）、大量杯、小量杯、水温计、手套、中胶单、弯盘、棉签、液状石蜡、手纸、便盆、输液架

配制灌肠液
- 配溶液浓度、量
- 调水温（39℃~40℃）

患者准备
- 交代手纸、拖鞋位置
- 协助患者取左侧卧位，双膝屈曲，脱裤至膝部，臀部移至床沿
- 垫中胶单
- 暴露臀部

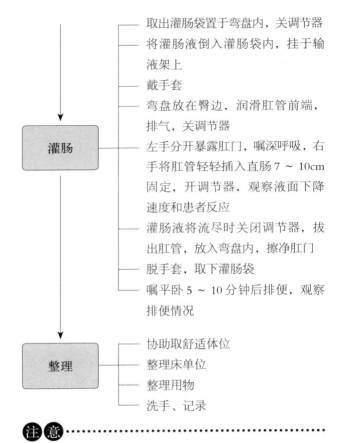

灌肠
— 取出灌肠袋置于弯盘内，关调节器
— 将灌肠液倒入灌肠袋内，挂于输液架上
— 戴手套
— 弯盘放在臀边，润滑肛管前端，排气，关调节器
— 左手分开暴露肛门，嘱深呼吸，右手将肛管轻轻插入直肠 7 ~ 10cm 固定，开调节器，观察液面下降速度和患者反应
— 灌肠液将流尽时关闭调节器，拔出肛管，放入弯盘内，擦净肛门
— 脱手套，取下灌肠袋
— 嘱平卧 5 ~ 10 分钟后排便，观察排便情况

整理
— 协助取舒适体位
— 整理床单位
— 整理用物
— 洗手、记录

注意 ●●●●●●●●●●●●●●●●●●●●●●●●●●●●●●●●●●●

1. 有移动护理信息系统的用 PDA 扫码确认患者，直接在 PDA 上录入大便次数。
2. 急腹症、妊娠早期、消化道出血患者禁止灌肠。
3. 肝性脑病患者禁用肥皂水灌肠。
4. 充血性心力衰竭和水钠潴留患者禁用生理盐水灌肠。
5. 灌肠时液面距肛门 40 ~ 60cm，伤寒患者灌肠量不能超过 500ml，液面距肛门不得超过 30cm。
6. 进行降温灌肠时，灌肠液保留 30 分钟后再排出，排便后 30 分钟测体温。

7. 灌肠过程中，注意保暖；患者有便意，嘱做深呼吸，同时减慢流速；有心慌、气促、腹痛立即停止灌肠，报告医生。

【操作图解】

1.协助患者取左侧卧位，裤子褪至臀下，注意保暖。垫垫单于臀下，盖好被子。

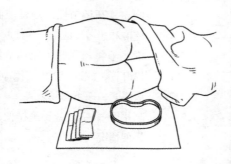

2.液状石蜡润滑肛管前段，左手垫卫生纸分开肛门，暴露肛门，嘱患者深呼吸，右手将肛管轻轻插入直肠7～10cm（适时给予鼓励）。

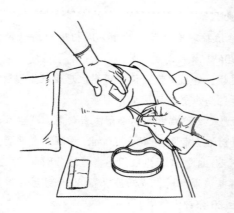

3.固定肛管，开放管夹，使液体缓缓流入。

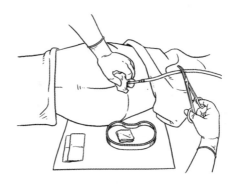

4.灌洗完毕，用卫生纸包裹肛管轻轻拔出，脱手套，裹起肛管放入污物桶内，擦净肛门。

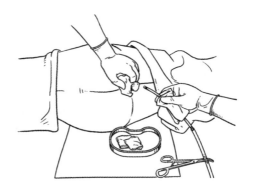

【评分标准】

项目	操作标准	分值	减分细则
操作前准备	1. 着装整洁，洗手，戴口罩	3	一项不符合要求扣 1 分
	2. 用物：根据病情选择正确灌肠液、一次性灌肠袋、液状石蜡棉球、手套、一次性垫单、屏风（床幔）、弯盘、污物桶、便盆、水温计	5	缺一项扣 1 分
	3. 用物准备 3 分钟	2	超时 1 分钟扣 2 分
评估	1. 评估患者的身体状况、配合程度	5	评估不全面少一项扣 1 分，未评估不得分
	2. 评估患者排便情况	5	
操作步骤	1. 备齐用物，携至床旁，查对治疗护理项目单和腕带（床号、姓名、性别、住院号），问候患者	5	未问候扣 1 分，查对不认真扣 2 分，未查对扣 4 分
	2. 向患者解释灌肠的目的及注意事项，取得配合	4	解释不到位扣 2 分，未解释扣 4 分
	3. 安全与舒适：环境整洁、安静；患者卧位舒适；关闭门窗，拉上床幔（遮挡屏风）	3	一项不符合要求扣 1 分
	4. 协助患者取左侧卧位，裤子褪至臀下，注意保暖	5	卧位不符合要求扣 1 分，暴露不充分扣 2 分，暴露太多扣 2 分
	5. 垫垫单于臀下，盖好被子	3	未垫小垫扣 2 分，未遮盖扣 1 分
	6. 评估肛门部的皮肤黏膜，测量灌肠液温度	3	未评估扣 1 分，未测量扣 2 分
	7. 检查并打开灌肠袋，戴手套，将灌肠液（温度适宜）倒入灌肠袋，悬挂在输液架上，排尽管内气体，关闭管夹，灌肠液面距肛门 40～60cm	15	未检查扣 3 分，灌肠液温度不符合要求扣 3 分，悬挂高度不符合要求扣 5 分，未排气扣 2 分

续表

项目	操作标准	分值	减分细则
操作步骤	8. 液状石蜡润滑肛管前段，左手垫卫生纸分开肛门，暴露肛门，嘱患者深呼吸，右手将肛管轻轻插入直肠 7～10cm（适时给予鼓励）	12	未戴手套扣 1 分，未润滑扣 1 分，暴露肛门不充分扣 2 分，未嘱患者深呼吸扣 1 分，插入深度不符合要求扣 5 分。未适时鼓励扣 2 分
	9. 固定肛管，开放管夹，使液体缓缓流入	5	未固定扣 2 分，滴速不符合要求扣 3 分
	10. 随时询问患者感受并正确指导	4	未询问扣 2 分。未指导或指导不正确扣 2 分
	11. 灌洗完毕，用卫生纸包裹肛管轻轻拔出，脱手套，裹起肛管放入污物桶内，擦净肛门	4	一项不符合要求扣 1 分
	12. 交代注意事项，嘱患者保留 10～20 分钟后再排便并观察大便性状	4	交代不全扣 1 分，未交代扣 2 分，未观察扣 2 分
	13. 再次核对并签字。整理床单位及用物	3	未整理扣 2 分，漏掉一件扣 1 分
评价	1. 操作准确、熟练，查对规范	3	操作不熟练扣 1 分，查对不规范扣 2 分
	2. 与患者沟通有效	4	未有效沟通扣 1 分
	3. 无菌观念强	3	无菌观念差酌情扣 1～2 分
	4. 在规定时间内完成操作		每超时 1 分钟扣 2 分

九、氧气吸入技术操作图解与评分标准

【操作流程】

氧气吸入技术操作

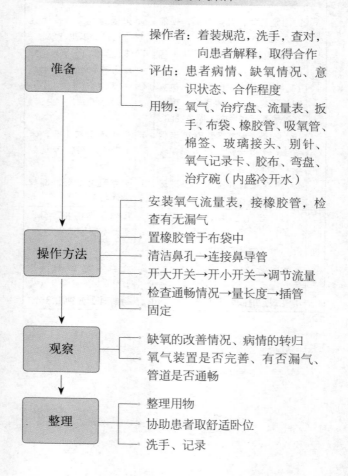

准备	操作者：着装规范，洗手，查对，向患者解释，取得合作
	评估：患者病情、缺氧情况、意识状态、合作程度
	用物：氧气、治疗盘、流量表、扳手、布袋、橡胶管、吸氧管、棉签、玻璃接头、别针、氧气记录卡、胶布、弯盘、治疗碗（内盛冷开水）
操作方法	安装氧气流量表，接橡胶管，检查有无漏气
	置橡胶管于布袋中
	清洁鼻孔→连接鼻导管
	开大开关→开小开关→调节流量
	检查通畅情况→量长度→插管
	固定
观察	缺氧的改善情况、病情的转归
	氧气装置是否完善、有否漏气、管道是否通畅
整理	整理用物
	协助患者取舒适卧位
	洗手、记录

注意 ●●●●●●●●●●●●●●●●●●●●●●●●●●●●●●●

1. 有移动护理信息系统的用 PDA 扫码确认患者后，直接在 PDA 上记录用氧情况。

2. 严格遵守操作规程，注意用氧安全，做好四防：防震、防火、防热、防油，距火炉 5m、暖气 1m。

3. 用氧时先调节好流量后插管，停氧时先分离鼻导管再关闭总开关。

4. 氧气压力表上指针降至 5kg/cm^2（490.2kPa）时，即不可再用。

5. 未用或已用完的氧气应分别挂满或空的标志。

6. 严格做好床边交接班。

【操作图解】

1. 用湿棉签清洁双侧鼻腔。

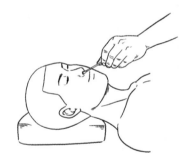

2. 检查、安装氧气装置。

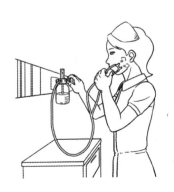

3. 将鼻导管轻轻插入患者双侧鼻腔内。

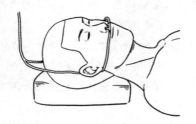

【评分标准】

项目	操作标准	分值	减分细则
操作前准备	1. 着装整洁，洗手，戴口罩	3	一项不符合要求扣 1 分
	2. 用物：中心供氧装置、治疗碗（内盛冷开水）、蒸馏水、一次性吸氧管、棉签、弯盘、纱布、用氧记录单、笔、手表、手电筒	5	缺一项扣 1 分
	3. 用物准备 3 分钟	2	超时 1 分钟扣 2 分
评估	1. 评估患者意识、身体状况及缺氧程度	5	评估不全面少一项扣 1 分，未评估不得分
	2. 评估患者鼻腔状况	5	
操作步骤	1. 备齐用物，携至患者床旁，查对治疗护理项目单和腕带（床号、姓名、性别、住院号），问候患者	5	未问候扣 1 分，查对不认真扣 2 分，未查对扣 4 分
	2. 向患者解释操作目的和配合方法，取得合作	4	解释不到位扣 2 分，未解释扣 4 分
	3. 安全与舒适：环境清洁、安静，患者体位舒适	3	一项不符合要求扣 1 分
	4. 用湿棉签清洁双侧鼻腔	2	未清洁扣 2 分
	5. 检查、安装氧气装置	4	一项不符合要求扣 2 分
	6. 倒蒸馏水（1/3～1/2），连接湿化瓶	3	蒸馏水不符合要求扣 2 分，连接不紧密扣 1 分
	7. 检查并连接一次性吸氧管	5	未检查扣 2 分，连接不符合要求扣 3 分

项目	操作标准	分值	减分细则
操作步骤	8. 打开氧流量开关，按医嘱正确调节氧气流量	5	未按医嘱调节氧流量扣5分
	9. 检查鼻导管是否通畅	3	未检查扣3分
	10. 将鼻导管轻轻插入患者双侧鼻腔内	5	未调整松紧度扣3分，插入不符合要求扣2分
	11. 固定导管牢固、美观、松紧度适宜	6	导管扭曲、打折扣3分，固定过松或过紧扣3分
	12. 询问患者感受。交代注意事项	4	未询问扣2分，交代不全扣1分，未交代扣2分
	13. 记录用氧日期、时间及氧流量	3	一项不符合要求扣1分
	14. 再次核对并签字。评估患者吸氧效果。停止用氧	5	未评估扣5分
	15. 取下鼻导管，关流量开关	6	一项不符合要求扣3分
	16. 协助患者取舒适卧位，整理床单位	3	卧位不适扣1分，未整理扣2分
	17. 整理用物	2	漏一件扣1分
	18. 记录停氧日期及时间	2	一项不符合要求扣1分
评价	1. 操作准确、熟练，查对规范	3	操作不熟练扣1分，查对不规范扣2分
	2. 与患者沟通有效	4	未有效沟通扣1分
	3. 无菌观念强	3	无菌观念差酌情扣1~2分
	4. 在规定时间内完成操作		每超时1分钟扣2分

十、换药操作图解与评分标准

【操作流程】

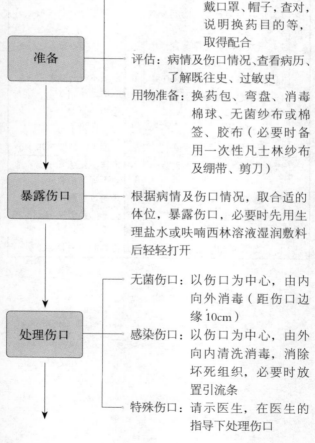

换药操作

准备
— 操作者准备：着装规范，洗手，戴口罩、帽子，查对，说明换药目的等，取得配合
— 评估：病情及伤口情况、查看病历、了解既往史、过敏史
— 用物准备：换药包、弯盘、消毒棉球、无菌纱布或棉签、胶布（必要时备用一次性凡士林纱布及绷带、剪刀）

暴露伤口
— 根据病情及伤口情况，取合适的体位，暴露伤口，必要时先用生理盐水或呋喃西林溶液湿润敷料后轻轻打开

处理伤口
— 无菌伤口：以伤口为中心，由内向外消毒（距伤口边缘10cm）
— 感染伤口：以伤口为中心，由外向内清洗消毒，消除坏死组织，必要时放置引流条
— 特殊伤口：请示医生，在医生的指导下处理伤口

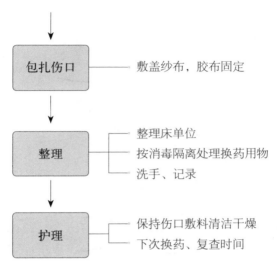

包扎伤口 —— 敷盖纱布，胶布固定

整理 —— 整理床单位
—— 按消毒隔离处理换药用物
—— 洗手、记录

护理 —— 保持伤口敷料清洁干燥
—— 下次换药、复查时间

注意 ●●●●●●●●●●●●●●●●●●●●●●●●●●●●●●●

1. 严格执行无菌操作原则。根据伤口情况决定在操作过程中是否戴手套。

2. 包扎伤口时要保持良好的血液循环，不可固定太紧，包扎肢体时应从身体远端到近端，促进静脉回流。

【操作图解】

1. 备胶布，取下外层敷料。

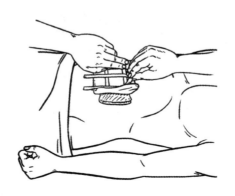

再用无菌钳取下内层敷料。

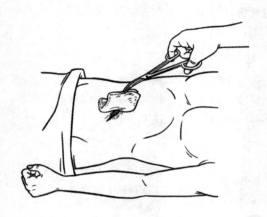

2.碘伏棉球先消毒伤口，再由清洁伤口中央向外做环形消毒三遍（消毒区域大于伤口范围5cm，且消毒范围不能超过上一遍），操作过程中注意询问患者感受，并适时给予鼓励。若为污染创面，消毒顺序相反。

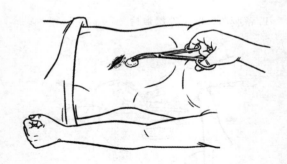

3.伤口周围碘伏待干后，视情况是否放置引流管。

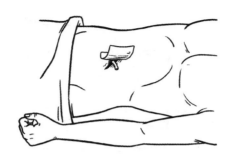

4.取大小适中的纱布(6～8层)覆盖于伤口上，纱布盖住伤口周围5cm左右，一旦放置纱布，切勿再移动。

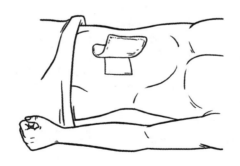

5.胶布固定，必要时用绷带协助固定敷料，脱手套。

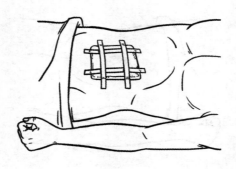

【评分标准】

项目	操作标准	分值	减分细则
操作前准备	1.着装整洁，洗手，戴口罩	3	一项不符合要求扣 1 分
	2.用物：换药盒（内盛无菌钳 2 把、碘伏棉球）、无菌纱布、胶布、弯盘、棉签、清洁手套，必要时备屏风	5	缺一项扣 1 分
	3.用物准备 3 分钟	2	超时 1 分钟扣 2 分
评估	1.评估患者身体状况及合作程度	5	评估不全面少一项扣 1 分，未评估不得分
	2.评估患者伤口局部情况	5	
操作步骤	1.备齐用物，携至床旁，查对治疗护理项目单和腕带（床号、姓名、性别、住院号），问候患者	5	未问候扣 1 分，查对不认真扣 2 分，未查对扣 4 分
	2.向患者解释换药的目的，取得合作	4	解释不到位扣 2 分，未解释扣 4 分
	3.安全与舒适：病室环境清洁、安静；患者卧位舒适、安全；关闭门窗，拉上床幔（遮挡屏风）	3	一项不符合要求扣 1 分

项目	操作标准	分值	减分细则
操作步骤	4. 备胶布，取下外层敷料，再用无菌钳取下内层敷料	6	一项不符合要求扣2分
	5. 观察伤口的情况，并告知患者伤口愈合情况	3	未观察扣2分，未告知扣1分
	6. 碘伏棉球先消毒伤口，再由清洁伤口中央向外做环形消毒三遍（消毒区域大于伤口范围5cm，且消毒范围不能超过上一遍），操作过程中注意询问患者感受，并适时给予鼓励。若为污染创面，消毒顺序相反	25	消毒顺序不对扣5分，消毒方法不对扣5分，消毒区域不符合要求扣3分，消毒次数不够扣3分，血管钳使用方法不对一次扣2分，横跨一次扣2分，污染一次扣5分。未询问及鼓励患者扣2分
	7. 伤口周围碘伏待干后，取大小适中的纱布（6～8层）覆盖于伤口上，纱布盖住伤口周围5cm左右，一旦放置纱布，切勿再移动	10	一项不符合要求扣2分
	8. 胶布固定，必要时用绷带协助固定敷料，脱手套	5	固定过松或过紧扣3分，固定不美观扣1分，未摘手套扣1分
	9. 协助患者整理衣物，取舒适卧位，交代注意事项	4	未整理扣1分，卧位不适扣1分，交代不全扣1分，未交代扣2分
	10. 再次核对并签字。整理床单位及用物	3	未整理扣2分，漏一件扣1分
	11. 如伤口异常，及时与医生沟通	2	未及时告知医生扣2分
评价	1. 操作准确、熟练，查对规范	3	操作不熟练扣1分，查对不规范扣2分
	2. 与患者沟通有效	4	未有效沟通扣1分
	3. 无菌观念强	3	污染三次以上不得分
	4. 在规定时间内完成操作		每超时1分钟扣2分

十一、雾化吸入技术操作图解与评分标准

【操作流程】

雾化吸入技术操作

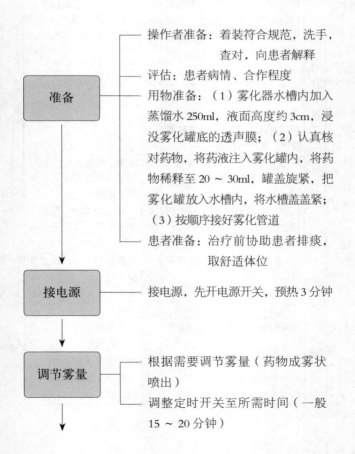

准备
- 操作者准备：着装符合规范，洗手，查对，向患者解释
- 评估：患者病情、合作程度
- 用物准备：（1）雾化器水槽内加入蒸馏水250ml，液面高度约3cm，浸没雾化罐底的透声膜；（2）认真核对药物，将药液注入雾化罐内，将药物稀释至20～30ml，罐盖旋紧，把雾化罐放入水槽内，将水槽盖盖紧；（3）按顺序接好雾化管道
- 患者准备：治疗前协助患者排痰，取舒适体位

接电源
- 接电源，先开电源开关，预热3分钟

调节雾量
- 根据需要调节雾量（药物成雾状喷出）
- 调整定时开关至所需时间（一般15～20分钟）

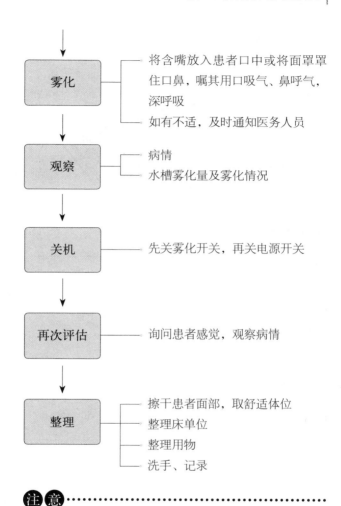

雾化	── 将含嘴放入患者口中或将面罩罩住口鼻，嘱其用口吸气、鼻呼气，深呼吸
	── 如有不适，及时通知医务人员
观察	── 病情
	── 水槽雾化量及雾化情况
关机	── 先关雾化开关，再关电源开关
再次评估	── 询问患者感觉，观察病情
整理	── 擦干患者面部，取舒适体位
	── 整理床单位
	── 整理用物
	── 洗手、记录

注意 •••••••••••••••••••••••••••••••••••••

1. 有移动护理信息系统的用 PDA 扫码确认患者后，直接在 PDA 上记录雾化情况。

2. 水槽和雾化罐中切忌加温水或者热水；如水温超过 60℃时，应停机调换冷蒸馏水。

3. 水槽内无足够的冷水及雾化罐内无液体的情况下不能开机。

【操作图解】

高氧雾化吸入用品。

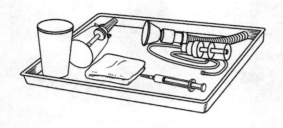

【评分标准】

项目	操作标准	分值	减分细则
操作前准备	1.着装整洁，洗手，戴口罩	3	一项不符合要求扣1分
	2.用物：高氧雾化器、碘伏、蒸馏水、药液、治疗巾、纸巾、棉签、注射器、弯盘、污物桶、锐器盒	5	缺一项扣1分
	3.用物准备3分钟	2	超时1分钟扣2分
评估	1.了解患者意识、身体状况及合作程度	5	评估不全面少一项扣1分，未评估不得分
	2.了解患者痰液分泌情况	4	
操作步骤	1.备齐用物，携至床旁，查对治疗护理项目单和腕带（床号、姓名、性别、住院号），问候患者	5	未问候扣1分，查对不认真扣2分，未查对扣4分
	2.向清醒患者解释操作目的及合适的呼吸方法	4	解释或指导不到位扣2分，未解释扣4分
	3.舒适与安全：环境清洁、舒适，光线明亮；患者体位舒适；注意保暖	3	一项不符合要求扣1分
	4.核对药物，检查有效期。检查注射器，抽吸药液	3	检查不全面扣1分，未检查扣3分
	5.检查高氧雾化吸入装置，将药物加入雾化吸入器内	6	雾化液配置不准确扣2分

续表

项目	操作标准	分值	减分细则
操作步骤	6.再次核对	3	未核对扣3分
	7.将高氧雾化吸入装置与氧气装置相连接	3	一项不符合要求扣1分
	8.交代注意事项	3	
	9.打开氧流量开关,约8～10L/分钟,调节雾量。询问患者感受,适时给予鼓励	6	雾量不符合要求扣1分
	10.指导患者学会用口吸气,用鼻呼气	3	未询问及鼓励扣2分,未指导扣3分
	11.吸入时间适宜(15～20分钟)	3	吸入时间不够扣3分
	12.药液吸入完毕,为患者撤去高氧雾化吸入装置,擦净患者面部。连接氧气装置,调节氧流量	8	一项不符合要求扣1分
	13.叩背 (1)协助患者取坐位,妥善固定各种管道,在不导致受凉的情况下,尽量穿着病员服或是棉制单薄衣物(或在皮肤上覆盖毛巾)。避免直接在赤裸皮肤上叩击	8	卧位不符合要求扣1分,管道固定不符合要求扣2分,穿着不符合要求扣2分,直接在皮肤上叩击扣3分
	(2)操作者手掌合成杯状,拇指紧贴四指,用腕部力量对肺部有节奏叩击,叩击由下至上,由外至内,从第十肋间隙开始向上叩击至肩部,每肺叶反复叩击1～3分钟。力度适中,以不引起患者疼痛为宜,边叩击边注意观察患者的面色并询问其感受,适时安慰鼓励患者		手法不符合要求扣5分,叩击方法不对扣2分,叩击部位一处不对扣2分,叩击时间不够扣1分,力度不符合要求扣2分,未观察扣1分,未安慰鼓励患者扣1分
	14.叩击完毕,指导患者深呼吸,将痰咳出	5	未指导扣2分,未协助咳痰扣3分
	15.协助患者取舒适卧位,交代注意事项	3	卧位不适扣1分,未交代扣2分

续表

项目	操作标准	分值	减分细则
操作步骤	16.再次核对并签字	3	未核对扣 2 分，未签字扣 1 分
	17.整理床单位及用物（各部件消毒处理方法正确）	2	未整理扣 2 分，漏一件扣 1 分，用物处理不正确扣 2 分
评价	1.操作准确、熟练，查对规范	3	操作不熟练扣 1 分，查对不规范扣 2 分
	2.与患者沟通有效	4	未有效沟通扣 1 分
	3.无菌观念强	3	无菌观念差酌情扣 1～2 分
	4.在规定时间内完成操作		每超时 1 分钟扣 2 分

十二、快速血糖监测技术操作图解与评分标准

【操作流程】

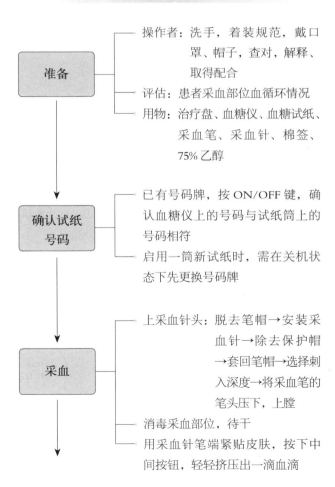

快速血糖监测技术操作

准备
— 操作者：洗手，着装规范，戴口罩、帽子，查对，解释、取得配合
— 评估：患者采血部位血循环情况
— 用物：治疗盘、血糖仪、血糖试纸、采血笔、采血针、棉签、75%乙醇

确认试纸号码
— 已有号码牌，按 ON/OFF 键，确认血糖仪上的号码与试纸筒上的号码相符
— 启用一筒新试纸时，需在关机状态下先更换号码牌

采血
— 上采血针头：脱去笔帽→安装采血针→除去保护帽→套回笔帽→选择刺入深度→将采血笔的笔头压下，上膛
— 消毒采血部位，待干
— 用采血针笔端紧贴皮肤，按下中间按钮，轻轻挤压出一滴血滴

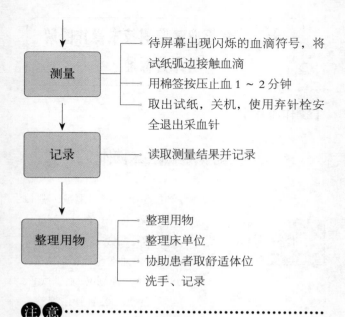

测量	—— 待屏幕出现闪烁的血滴符号，将试纸弧边接触血滴
	—— 用棉签按压止血 1 ~ 2 分钟
	—— 取出试纸，关机，使用弃针栓安全退出采血针

| 记录 | —— 读取测量结果并记录 |

整理用物	—— 整理用物
	—— 整理床单位
	—— 协助患者取舒适体位
	—— 洗手、记录

注 意 ···

1. 确认患者手指上乙醇干透后实施采血。

2. 采血量应使试纸测试区完全变成红色，如果血量不足，可在 15 秒内续加血样，超过 15 秒，应换新试纸重新采血测试。

3. 避免试纸发生污染。

4. 有移动护理信息系统的用 PDA 扫码确认患者后，直接在 PDA 上记录血糖数值。

【操作图解】

1. 打开血糖仪，查看血糖仪显示的试纸代码与血糖试纸是否一致，如不一致，予以调整。

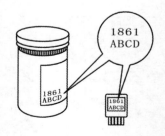

2.插入新的条形码。

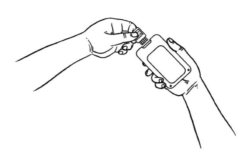

3.插入试纸。

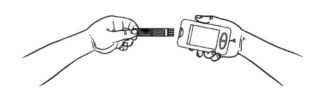

4.选择手指两侧任一部位（避开指腹神经末梢丰富部位，减轻疼痛），乙醇消毒，待干。

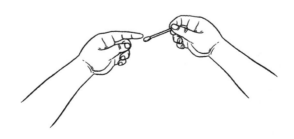

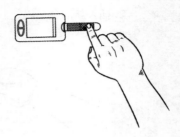

5.准备一次性采血针头和试纸，使之处于备用状态。将血样点于试纸的相应区域。

【评分标准】

项目	操作标准	分值	减分细则
操作前准备	1.着装整洁，洗手，戴口罩	3	一项不符合要求扣1分
	2.准备用物：血糖仪、一次性采血针头、血糖试纸、75%乙醇、棉签、化验单、弯盘、锐器盒	5	缺一项扣1分
	3.用物准备3分钟	2	超时1分钟扣2分
评估	1.了解患者身体状况及合作程度	5	评估不全面少一项扣1分，未评估不得分
	2.了解患者采血部位皮肤情况	5	
操作步骤	1.备齐用物，携至床旁，查对治疗护理项目单和腕带(床号、姓名、性别、住院号)，问候患者	5	未问候扣1分，查对不认真扣2分，未查对扣4分
	2.向患者解释测血糖的目的、方法，取得配合	4	解释不到位扣2分，未解释扣4分
	3.舒适与安全：环境清洁、舒适，光线明亮；患者舒适	3	一项不符合要求扣1分
	4.确认患者进餐时间，符合医嘱要求；打开血糖仪，查看血糖仪显示的试纸代码与血糖试纸是否一致，如不一致，予以调整	6	未确认扣3分，未查看扣3分。如不一致未调整扣6分
	5.指导患者手臂下垂5~10秒	3	未指导扣3分

续表

项目	操作标准	分值	减分细则
操作步骤	6.选择手指两侧任一部位（避开指腹神经末梢丰富部位，减轻疼痛），乙醇消毒，待干	6	一项不符合要求扣2分，横跨一次扣2分，污染一次扣5分
	7.准备一次性采血针头和试纸，使之处于备用状态	5	采血针头不符合要求扣3分，试纸污染扣5分
	8.再次核对，并安慰鼓励患者，捏紧手指，将采血针紧紧压住采血部位，按下释放按钮	10	未核对扣2分，未鼓励扣2分，未捏紧手指扣2分，采血针使用不规范扣4分
	9.按照操作说明操作血糖仪，取血样于试纸的采血区域，等待结果。同时用干棉签按压采血部位，至不出血为止	12	采血过多或过少扣2分，测量一次不成功扣10分，未协助按压扣2分
	10.读取血糖值，关闭血糖仪	4	一项不符合要求扣2分
	11.再次核对并签字，将测得血糖值告知患者，在化验单上记录测量时间、血糖结果、签名	6	未核对扣2分，未告知扣2分，记录缺一项扣1分
	12.协助患者取舒适卧位，交代注意事项	3	卧位不适扣1分，交代不全扣1分，未交代扣2分
	13.整理床单位，整理用物	3	未整理扣2分，漏一件扣1分
评价	1.操作准确、熟练、查对规范	3	操作不熟练扣1分，查对不规范扣2分
	2.与患者沟通有效	4	未有效沟通扣1分
	3.无菌观念强	3	污染三次以上不得分
	4.在规定时间内完成操作		每超时1分钟扣2分

十三、口服给药技术操作图解与评分标准

【操作流程】

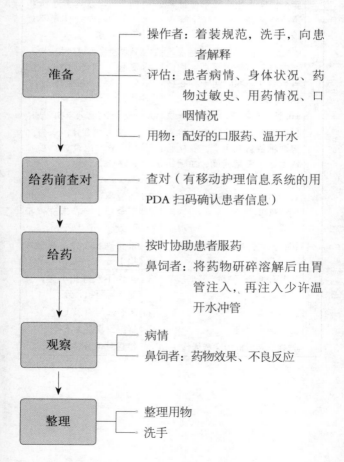

口服给药技术操作

准备
- 操作者：着装规范，洗手，向患者解释
- 评估：患者病情、身体状况、药物过敏史、用药情况、口咽情况
- 用物：配好的口服药、温开水

给药前查对
- 查对（有移动护理信息系统的用PDA扫码确认患者信息）

给药
- 按时协助患者服药
- 鼻饲者：将药物研碎溶解后由胃管注入，再注入少许温开水冲管

观察
- 病情
- 鼻饲者：药物效果、不良反应

整理
- 整理用物
- 洗手

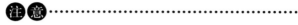

注意 ••••••••••••••••••••••••••••••••••

1. 强心苷类药物先测脉搏、心率、了解其节律变化，如脉率低于 60 次 / 分不可服药。
2. 患者不在病房不能发药。
3. 交代注意事项。

【操作图解】

对服药困难的患者给予鼓励，服药后注意询问患者的感受。

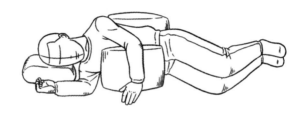

【评分标准】

项目	操作标准	分值	减分细则
操作前准备	1. 着装整洁，洗手，戴口罩	3	一项不符合要求扣 1 分
	2. 用物：各种药物、药匙、量杯、滴管、研钵、药杯、小毛巾或纱布；服药本、发药盘、小药卡、小水壶等	5	缺一项扣 1 分
	3. 用物准备 3 分钟	2	超时 1 分钟扣 2 分
评估	1. 评估患者的身体状况、药物过敏史及药物使用情况	5	评估不全面少一项扣 1 分，未评估不得分
	2. 评估患者口咽部是否有溃疡、糜烂等情况	5	

项目	操作标准	分值	减分细则
操作步骤	1.备齐用物,携至床旁,查对治疗护理项目单和腕带(床号、姓名、性别、住院号),核对药名、浓度、剂量、用法、用药时间,问候患者	10	未问候扣1分,查对不认真扣5分,未查对扣8分
	2.向患者或家属说明所服药物的名称,解释服药的目的和方法,取得配合	4	解释不到位扣2分,未解释扣4分
	3.舒适与安全:环境清洁、舒适,光线明亮;患者体位舒适、安全	3	一项不符合要求扣1分
	4.再次核对	5	核对不全扣2分,未核对扣3分
	5.协助患者服下药物(对服药困难的患者给予鼓励,服药后注意询问患者的感受)。如患者对药物提出疑问,应重新查对,无误后给予解释,因故不能服药者暂不发药,做好交接班	35	未协助服药扣8分,服药方法不正确扣8分,服药时间不对扣8分,对提出疑问的药物,未重新查对扣8分,未询问患者感受扣2分,未做好交接班扣3分
	6.服药完毕,协助患者取舒适卧位	2	卧位不适扣3分
	7.再次核对并签字。向患者或家属交代注意事项,严密观察患者服药效果及不良反应	7	交代不全面扣1分,未交代扣2分,未观察扣5分
	8.整理床单位及用物,清洁发药盘	4	未整理扣2分,漏一件扣1分,未清洁发药盘扣1分
评价	1.操作准确、熟练,查对规范	5	操作不熟练扣1分,查对不规范扣2分
	2.与患者沟通有效	5	未有效沟通扣1分
	3.在规定时间内完成操作		每超时1分钟扣2分

十四、密闭式周围静脉输液技术 操作图解与评分标准

【操作流程】

密闭式周围静脉输液技术操作

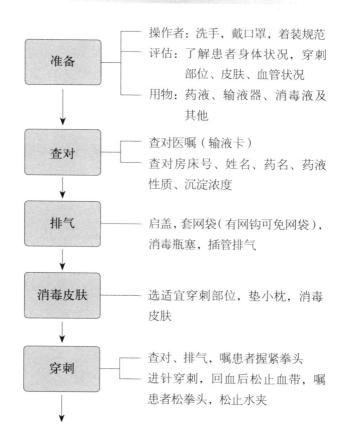

准备	── 操作者：洗手，戴口罩，着装规范
	── 评估：了解患者身体状况，穿刺 部位、皮肤、血管状况
	── 用物：药液、输液器、消毒液及 其他

| 查对 | ── 查对医嘱（输液卡） |
| | ── 查对房床号、姓名、药名、药液 性质、沉淀浓度 |

| 排气 | ── 启盖，套网袋(有网钩可免网袋)， 消毒瓶塞，插管排气 |

| 消毒皮肤 | ── 选适宜穿刺部位，垫小枕，消毒 皮肤 |

| 穿刺 | ── 查对、排气，嘱患者握紧拳头 |
| | ── 进针穿刺，回血后松止血带，嘱 患者松拳头，松止水夹 |

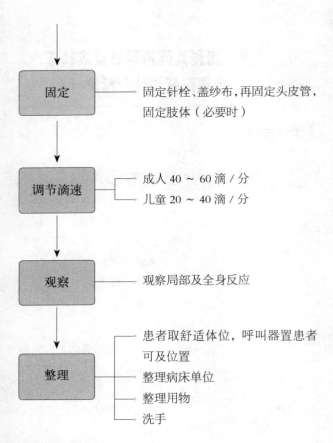

固定 —— 固定针栓、盖纱布，再固定头皮管，固定肢体（必要时）

调节滴速 —— 成人 40～60 滴／分
—— 儿童 20～40 滴／分

观察 —— 观察局部及全身反应

整理 —— 患者取舒适体位，呼叫器置患者可及位置
—— 整理病床单位
—— 整理用物
—— 洗手

 注 意 ···

1. 有移动护理信息系统的用 PDA 扫码确认患者信息。
2. 对长期输液者，应当注意保护和合理使用静脉。
3. 防止空气进入血管形成气栓，及时更换输液瓶，输液完毕后及时拔针。
4. 根据年龄、病情、药物性质调节滴数。
5. 患者发生输液反应应当及时处理。

【操作图解】

1. 检查、打开输液器，插入瓶塞至针根部。

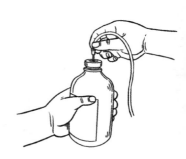

2. 排气一次成功，检查空气是否排尽。

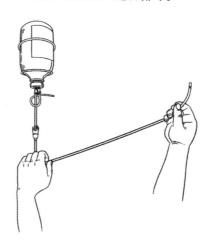

3. 关闭调节夹。

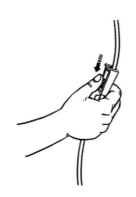

4. 消毒皮肤，直径不小于5cm。

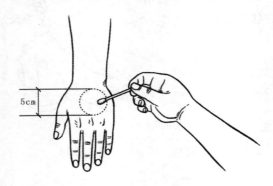

5. 针刺部位上方6cm处扎止血带。

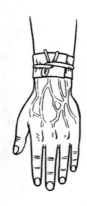

6. 安慰、鼓励患者，绷紧皮肤，穿刺（一次性成功）。见回血后松开止血带。

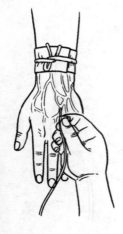

7.输液贴"S"型固定。

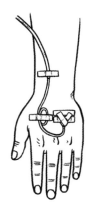

【评分标准】

项目	操作标准	分值	减分细则
操作前准备	1.着装整洁，洗手，戴口罩	3	一项不符合要求扣1分
	2.用物：输入药物、一次性输液器、止血带、输液小枕、棉签、碘伏、输液贴、弯盘、表、吊轨或输液架	5	缺一项扣1分
	3.用物准备3分钟	2	超时1分钟扣2分
评估	1.了解患者身体情况	5	评估不全面少一项扣1分，未评估不得分
	2.评估穿刺部位的皮肤及血管状况	5	
操作步骤	1.洗手，携用物至患者床旁，查对治疗护理项目单和腕带（床号、姓名、性别、住院号），问候患者	5	未问候扣1分，查对不认真扣2分，未查对4分
	2.向患者解释操作目的和配合方法，与患者共同核对药物，确认无误后让患者或家属在护理治疗项目单上签字	4	解释不到位扣1分，未解释扣2分，未与患者核对扣1分，患者未签字扣1分

项目	操作标准	分值	减分细则
操作步骤	3. 安全与舒适：环境清洁安静，患者体位舒适	3	一项不符合要求扣 1 分
	4. 询问大小便，备输液贴，选择血管，垫小枕	2	一项不符合要求扣 1 分
	5. 检查药液，消毒瓶塞	7	检查不认真扣 2 分，未检查扣 3 分，消毒方法不对扣 1 分，消毒不严密扣 1 分，横跨一处扣 2 分，污染一处扣 5 分
	6. 检查、打开输液器，插入瓶塞至针根部	3	未检查扣 2 分，未插入针根部扣 1 分
	7. 排气一次成功，检查空气是否排尽	7	一次排气不成功扣 5 分，未对光检查扣 2 分。一项不符合要求扣 1 分
	8. 消毒皮肤，直径不小于 5cm，穿刺部位上方 6cm 处扎止血带，嘱握拳	4	消毒不严扣 1 分，消毒方法不对扣 1 分，消毒范围不够扣 1 分
	9. 再次核对	3	核对不全扣 1 分，未核对扣 2 分
	10. 再次检查空气是否排尽，夹紧螺旋夹	3	空气未排尽扣 2 分，未夹紧扣 1 分
	11. 安慰、鼓励患者，绷紧皮肤，穿刺（一次性成功）。询问患者感受	10	未安慰鼓励患者扣 2 分，穿刺手法不对扣 2 分，一次穿刺不成功扣 10 分
	12. 见回血，松止血带、螺旋夹。嘱患者松拳	3	一项不符合要求扣 1 分
	13. 输贴 "S" 型固定	3	固定不符合要求扣 3 分
	14. 按病情调节滴速。一般成人 40～60 滴／分，儿童 20～40 滴／分。撤小枕，输液瓶注明滴速	5	滴速不符合要求扣 5 分，调节不认真扣 3 分
	15. 再次核对，并在护理治疗项目单上签字	3	未核对扣 2 分，未签字扣 1 分

项目	操作标准	分值	减分细则
操作步骤	16. 协助患者取舒适卧位，将呼叫器放于患者可及位置，交代注意事项	3	卧位不适扣 1 分，交代不全扣 1 分，未交代扣 2 分
	17. 整理床单位及用物	2	未整理扣 2 分，漏一件扣 1 分
评价	1. 操作准确、熟练，查对规范	3	操作不熟练扣 1 分，查对不规范扣 2 分
	2. 与患者沟通有效	4	未有效沟通扣 1 分
	3. 无菌原则强	3	污染三次以上不得分
	4. 在规定时间内完成操作		每超时 1 分钟扣 2 分

十五、密闭式周围静脉输血技术操作图解与评分标准

【操作流程】

密闭式周围静脉输血技术操作

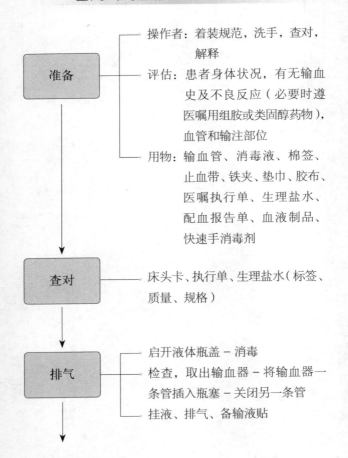

准备
- 操作者：着装规范，洗手，查对，解释
- 评估：患者身体状况，有无输血史及不良反应（必要时遵医嘱用组胺或类固醇药物），血管和输注部位
- 用物：输血管、消毒液、棉签、止血带、铁夹、垫巾、胶布、医嘱执行单、生理盐水、配血报告单、血液制品、快速手消毒剂

查对
- 床头卡、执行单、生理盐水（标签、质量、规格）

排气
- 启开液体瓶盖－消毒
- 检查，取出输血器－将输血器一条管插入瓶塞－关闭另一条管
- 挂液、排气、备输液贴

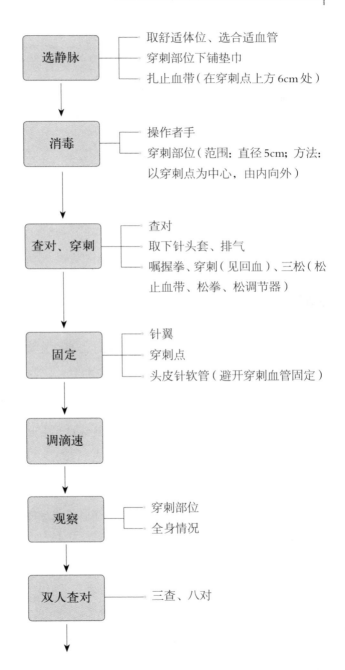

选静脉
— 取舒适体位、选合适血管
— 穿刺部位下铺垫巾
— 扎止血带（在穿刺点上方 6cm 处）

消毒
— 操作者手
— 穿刺部位（范围：直径 5cm；方法：以穿刺点为中心，由内向外）

查对、穿刺
— 查对
— 取下针头套、排气
— 嘱握拳、穿刺（见回血）、三松（松止血带、松拳、松调节器）

固定
— 针翼
— 穿刺点
— 头皮针软管（避开穿刺血管固定）

调滴速

观察
— 穿刺部位
— 全身情况

双人查对
— 三查、八对

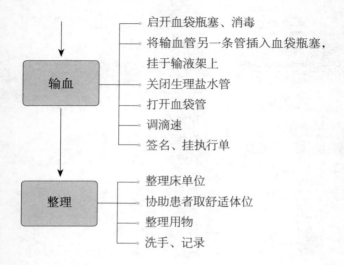

输血
- 启开血袋瓶塞、消毒
- 将输血管另一条管插入血袋瓶塞，挂于输液架上
- 关闭生理盐水管
- 打开血袋管
- 调滴速
- 签名、挂执行单

整理
- 整理床单位
- 协助患者取舒适体位
- 整理用物
- 洗手、记录

1. 有移动护理信息系统的用 PDA 扫码确认患者信息。

2. 输血前必须经两人核对无误方可输入。三查：血液的有效期、血液的质量、血袋包装是否完好。八对：姓名、床号、住院号、血瓶号、血型、交叉配血报告结果、血液种类、剂量。

3. 血液取回后勿振荡、加温、避免血液成分破坏引起不良反应。

4. 输入两个以上供血者的血液时，在两份血液之间输入 0.9 % 氯化钠溶液，防止发生反应。

5. 开始输血速度宜慢，观察 15 分钟，无不良反应后将流速调至要求速度。

6. 输血袋用后低温保存 24 小时。

【操作图解】

开启瓶盖，消毒瓶塞，检查并打开输血器，插入瓶塞至针头根部。

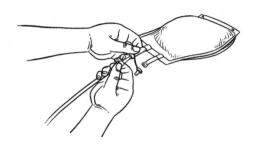

【评分标准】

项目	操作标准	分值	减分细则
操作前准备	1. 着装整洁，洗手，戴口罩	3	一项不符合要求扣 1 分
	2. 用物：生理盐水、血制品、一次性输血器、止血带、垫巾、棉签、输液贴、弯盘、表、碘伏、输血单、吊轨或输液架	5	缺一项扣 1 分
	3. 用物准备 3 分钟	2	超时 1 分钟扣 2 分
评估	1. 了解患者身体情况，有无输血史及不良反应	5	评估不全面少一项扣 1 分，未评估不得分
	2. 评估穿刺部位的皮肤及血管状况	5	
操作步骤	1. 双人核实输血申请单，核对血袋包装、血液性质、配血报告单上的各项信息，确认无误后签名	3	未双人核对扣 2 分，核对一处不符合要求扣 1 分，未签名扣 1 分
	2. 洗手，携用物至床前，查对治疗护理项目单和腕带（床号、姓名、性别、住院号），问候患者	5	未问候扣 1 分，查对不认真扣 2 分，未查对扣 4 分

项目	操作标准	分值	减分细则
操作步骤	3. 向患者解释输血目的及注意事项, 告知输入血制品的种类, 询问大小便, 备输液贴, 选择血管, 垫小枕	4	解释不到位扣 1 分, 未解释扣 2 分, 未询问大小便扣 1 分, 未打开输液贴扣 1 分
	4. 安全与舒适: 环境清洁、安静, 患者体位舒适安全	3	一项不符合要求扣 1 分
	5. 检查生理盐水	2	检查不全扣 1 分, 未检查扣 2 分
	6. 开启瓶盖, 消毒瓶塞, 检查并打开输血器, 插入瓶塞至针头根部。一次排气成功 (排出液体 3 ~ 5ml), 对光检查	12	消毒不符合要求扣 2 分, 未检查输血器扣 2 分, 未插入针根部扣 1 分。一次排气不成功扣 5 分, 未对光检查扣 2 分
	7. 消毒皮肤, 直径不小于 5cm, 穿刺部位上方 6cm 处扎止血带, 嘱握拳	5	消毒方法不对扣 1 分, 消毒不严密扣 1 分, 消毒范围不够扣 1 分, 横跨一处扣 2 分, 污染一处扣 5 分
	9. 再次核对 (床号、姓名、药物), 安慰、鼓励患者, 穿刺 (一次成功), 见回血, 松止血带、螺旋夹, 松拳	12	核对一项不符合要求扣 1 分, 未安慰、鼓励患者扣 2 分, 一次穿刺不成功扣 10 分。未三松一项扣 1 分
	10. 输液贴固定, 调节滴速。撤小枕, 询问患者感受	5	固定不符合要求扣 1 分, 滴速不符合要求扣 1 分, 未调节扣 2 分, 未询问扣 2 分
	11. 双人再次核对输血单, 确认无误后, 打开储血袋封口, 消毒, 插入输血器, 将储血袋挂于吊轨上, 调节滴速 (开始速度宜慢, 观察 15 分钟, 无不良反应后, 将流速调节至要求速度)	9	未双人核对扣 2 分, 核对一项不符合要求扣 1 分, 未签字扣 1 分, 消毒不符合要求扣 2 分, 插入针头不紧密或穿透扣 2 分, 调节滴速不符合要求扣 3 分
	12. 再次核对并签字, 严密观察患者有无输血反应	4	未核对扣 2 分, 未观察扣 2 分

项目	操作标准	分值	减分细则
操作步骤	13.协助患者取舒适卧位，将呼叫器放于患者可触及位置，交代注意事项及输血反应的临床表现	3	卧位不适扣1分，交代不全扣1分，未交代扣2分
	14.整理床单元及用物	3	未整理扣2分，漏掉一件扣1分
评价	1.操作准确、熟练，查对规范	3	操作不熟练扣1分，查对不规范扣2分
	2.与患者沟通有效	4	未有效沟通扣1分
	3.无菌观念强	3	污染三次以上不得分
	4.在规定时间内完成操作		每超时1分钟扣2分

十六、BDY 型密闭式防针刺伤型安全留置针操作图解与评分标准

【操作流程】

BDY 型密闭式防针刺伤型安全留置针操作

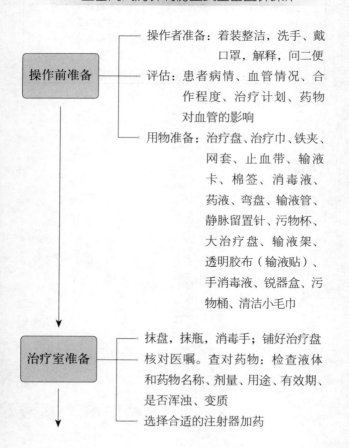

操作前准备
- 操作者准备：着装整洁，洗手、戴口罩，解释，问二便
- 评估：患者病情、血管情况、合作程度、治疗计划、药物对血管的影响
- 用物准备：治疗盘、治疗巾、铁夹、网套、止血带、输液卡、棉签、消毒液、药液、弯盘、输液管、静脉留置针、污物杯、大治疗盘、输液架、透明胶布（输液贴）、手消毒液、锐器盒、污物桶、清洁小毛巾

治疗室准备
- 抹盘，抹瓶，消毒手；铺好治疗盘
- 核对医嘱。查对药物：检查液体和药物名称、剂量、用途、有效期、是否浑浊、变质
- 选择合适的注射器加药

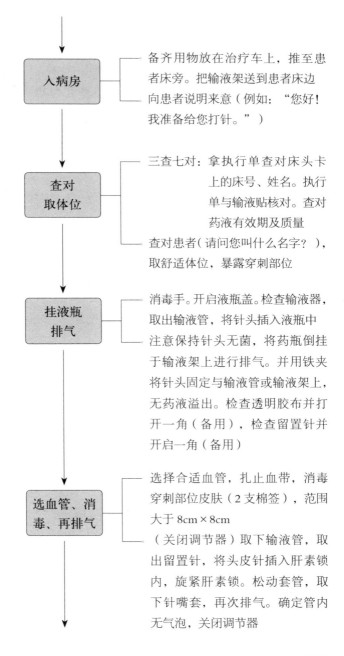

入病房 — 备齐用物放在治疗车上，推至患者床旁。把输液架送到患者床边 向患者说明来意（例如："您好！我准备给您打针。"）

查对 取体位 — 三查七对：拿执行单查对床头卡上的床号、姓名。执行单与输液贴核对。查对药液有效期及质量 — 查对患者（请问您叫什么名字？），取舒适体位，暴露穿刺部位

挂液瓶 排气 — 消毒手。开启液瓶盖。检查输液器，取出输液管，将针头插入液瓶中 — 注意保持针头无菌，将药瓶倒挂于输液架上进行排气。并用铁夹将针头固定与输液管或输液架上，无药液溢出。检查透明胶布并打开一角（备用），检查留置针并开启一角（备用）

选血管、消毒、再排气 — 选择合适血管，扎止血带，消毒穿刺部位皮肤（2 支棉签），范围大于 8cm×8cm — （关闭调节器）取下输液管，取出留置针，将头皮针插入肝素锁内，旋紧肝素锁。松动套管，取下针嘴套，再次排气。确定管内无气泡，关闭调节器

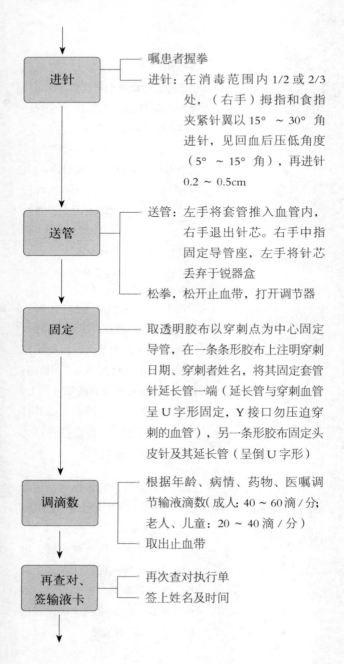

进针
— 嘱患者握拳
— 进针：在消毒范围内 1/2 或 2/3 处，（右手）拇指和食指夹紧针翼以 15°～ 30° 角进针，见回血后压低角度（5°～ 15° 角），再进针 0.2～ 0.5cm

送管
— 送管：左手将套管推入血管内，右手退出针芯。右手中指固定导管座，左手将针芯丢弃于锐器盒
— 松拳，松开止血带，打开调节器

固定
— 取透明胶布以穿刺点为中心固定导管，在一条条形胶布上注明穿刺日期、穿刺者姓名，将其固定套管针延长管一端（延长管与穿刺血管呈 U 字形固定，Y 接口勿压迫穿刺的血管），另一条形胶布固定头皮针及其延长管（呈倒 U 字形）

调滴数
— 根据年龄、病情、药物、医嘱调节输液滴数（成人：40～ 60 滴 / 分；老人、儿童：20～ 40 滴 / 分）
— 取出止血带

再查对、签输液卡
— 再次查对执行单
— 签上姓名及时间

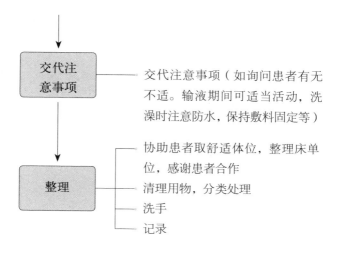

交代注意事项（如询问患者有无不适。输液期间可适当活动，洗澡时注意防水，保持敷料固定等）

协助患者取舒适体位，整理床单位，感谢患者合作

清理用物，分类处理

洗手

记录

··

1. 有移动护理信息系统的用 PDA 扫码确认患者信息。

2. 用药过程加强巡视，注意输液速度，观察用药反应。

3. 输液完毕，正压封管。

4. 套管针一般保留 7 天。

【操作图解】

与静脉输液技术相同。

【评分标准】

项目	技术操作标准	分值	减分细则
操作前准备	1. 着装整洁，洗手，戴口罩	2	一项不符合要求扣 1 分
	2. 用物：输入药物、一次性输液器、静脉留置针、敷贴、止血带、棉签、碘伏、弯盘、表、输液记录单、锐器盒、执行卡、吊轨或输液架	3	缺一项扣 1 分
	3. 用物准备 3 分钟		超时 1 分钟扣 2 分

续表

项目	技术操作标准	分值	减分细则
评估	1.询问了解患者的身体状况，合作程度	2	评估不全面少一项扣1分。未评估不得分
	2.评估患者局部皮肤及血管情况	3	
操作步骤	1.备齐用物，携至床旁，查对治疗护理项目单和腕带（床号、姓名、性别、住院号），问候患者	5	未问候扣1分，查对不认真扣2分，未查对扣4分
	2.向患者解释操作目的及配合方法，取得合作，询问大小便。选择血管，垫小枕	4	解释不到位扣2分，未解释扣4分，未询问大小便扣1分
	3.安全与舒适: 环境清洁安静，患者体位舒适	2	一项不符合要求扣1分
	4.检查药液及输液器	4	一项不符合要求扣1分
	5.开启输液袋，消毒瓶塞，打开输液器，将针头插入瓶塞，将药液挂于吊轨上，一次排气成功	6	消毒不符合要求扣2分，未插入针根部扣1分，未对光检查扣2分，一次排气不成功扣5分
	6. 检查并打开留置针和敷贴，注明日期及时间	3	未检查扣2分。未注明日期及时间扣1分
	7. 将静脉留置针与输液器连接紧密，再次排气，对光检查	4	与输液器连接不符合要求扣2分，未对光检查扣2分
	8．再次核对，消毒皮肤直径不小于8cm，在穿刺部位上约10cm处扎止血带（必要时嘱患者握拳），消毒穿刺部位皮肤待干	7	选择血管不符合要求扣3分，扎止血带不符合要求扣1分，消毒不符合要求扣2分，未再次核对扣3分
	9. 去除针套，检查穿刺针（看穿刺针有无弯曲、针尖斜面是否光滑平整），旋转松动外套管，调整针头斜面，排气，对光检查	5	未检查穿刺针扣2分，未旋转松动外套管，调整针头斜面扣1分，排气不成功扣2分，未对光检查扣2分

项目	技术操作标准	分值	减分细则
操作步骤	10. 安慰、鼓励患者，绷紧皮肤，右手持留置针针翼，针尖保持向上，在血管上方使针头与皮肤呈 15°～30° 角进针（一次成功）	10	未安慰、鼓励患者扣2分，穿刺手法不对扣2分，一次穿刺不成功扣10分
	11. 见回血后，降低穿刺角度，顺静脉方向再将穿刺针推进0.2cm。左手持 Y 接口，右手后撤针芯 0.5cm，持针座将套管全部送入静脉内，撤出针芯	8	送针手法不对扣2分，撤针方法不对扣2分，未将套管全部送入静脉内扣4分
	12. 松开止血带、螺旋夹、松拳	2	一项不符合要求扣1分
	13. 用无菌透明敷贴密闭式固定留置针针体，并用注明置管日期、时间的小胶布粘贴于留置针体末端，原则上一条长胶布固定留置针"Y"形管开始部（肝素帽前端），另一条短胶布固定头皮针（或输液器末端），可根据实际情况酌情增加胶布固定，要求固定牢固、美观	5	敷贴固定不符合要求扣2分，固定不符合要求一项扣1分
	14. 调节滴速，再次核对并签字，询问患者感受	4	未查对扣3分，其他一项不符合要求扣2分
	15. 协助患者取舒适卧位，将呼叫器放于患者可及位置，交代注意事项	4	患者卧位不舒适扣1分，未交代注意事项扣2分，交代不全扣1分
	16. 整理床单位及用物	2	未整理扣2分，漏一件扣1分
	17. 输液完毕，分离头皮针，用封管液连接至头皮针上，使用边退针、边推注的正压方法封管	5	封管方法不对扣3分

续表

项目	技术操作标准	分值	减分细则
评价	1.查对规范	3	查对不规范扣 1～3 分
	2.与患者沟通有效	2	未有效沟通扣 1～2 分
	3.操作准确、熟练，无菌观念强	3	操作不熟练、不准确扣 1～3 分，无菌意识差扣 1～3 分
	4.固定牢固、美观	2	固定不符合要求扣 1～2 分
	5.在规定时间内完成操作（无封管操作计时 10 分钟）		每超时 1 分钟扣 2 分

十七、血标本采集技术操作图解与评分标准

【操作流程】

血标本采集技术操作

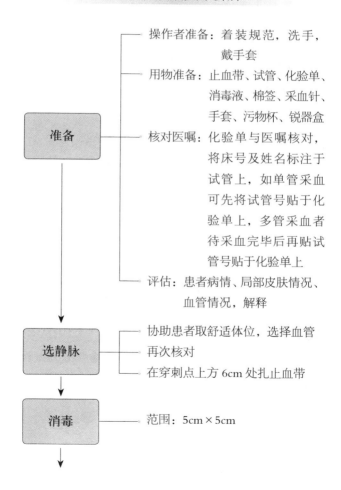

准备
- 操作者准备：着装规范，洗手，戴手套
- 用物准备：止血带、试管、化验单、消毒液、棉签、采血针、手套、污物杯、锐器盒
- 核对医嘱：化验单与医嘱核对，将床号及姓名标注于试管上，如单管采血可先将试管号贴于化验单上，多管采血者待采血完毕后再贴试管号贴于化验单上
- 评估：患者病情、局部皮肤情况、血管情况，解释

选静脉
- 协助患者取舒适体位，选择血管
- 再次核对
- 在穿刺点上方 6cm 处扎止血带

消毒
- 范围：5cm×5cm

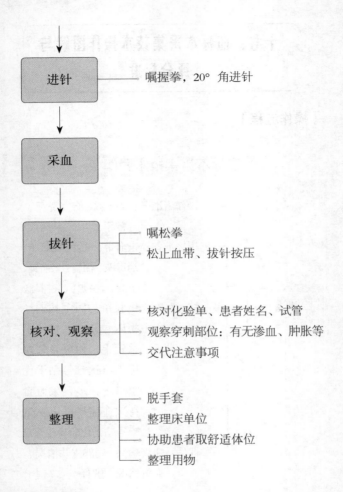

进针 —— 嘱握拳，20° 角进针

采血

拔针 —— 嘱松拳
—— 松止血带、拔针按压

核对、观察 —— 核对化验单、患者姓名、试管
—— 观察穿刺部位：有无渗血、肿胀等
—— 交代注意事项

整理 —— 脱手套
—— 整理床单位
—— 协助患者取舒适体位
—— 整理用物

注 意 ···

多试管采血顺序：抗凝管 – 生化管 – 血常规管 – 血糖管 – 血沉管。

【操作图解】

1. 消毒皮肤，直径不小于5cm，穿刺部位上方6cm处扎止血带，嘱握拳。

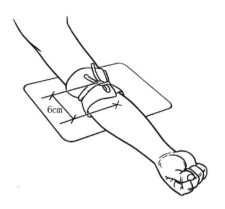

2. 20°角进针，采集适量血液。

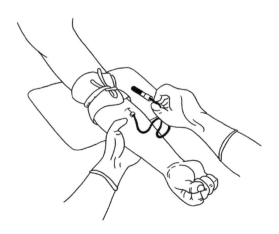

【评分标准】

项目	操作标准	分值	减分细则
操作前准备	1. 着装整洁，洗手，戴口罩、手套	3	一项不符合要求扣 1 分
	2. 用物：碘伏、棉签、贴条形码的试管、合适型号的注射器或采血针、止血带、垫巾、胶布、弯盘、锐器盒	5	缺一项扣 1 分
	3. 用物准备 3 分钟	2	超时 1 分钟扣 2 分
评估	1. 评估患者是否按照要求进行采血前准备	5	评估不全面少一项扣 1 分，未评估不得分
	2. 评估患者局部皮肤、血管状况	5	
操作步骤	1. 备齐用物，携至床旁，查对治疗护理项目执行单和腕带（床号、姓名、性别、住院号），问候患者	5	未问候扣 1 分，查对不认真扣 2 分，未查对扣 4 分
	2. 向患者解释采血目的、方法，取得配合	4	解释不到位扣 2 分，未解释扣 4 分
	3. 舒适与安全：环境清洁、安静，光线明亮；患者舒适安全	3	一项不符合要求扣 1 分
	4. 认真核对试管条形码、所备试管与检验项目是否相符，无误后将条形码贴于化验单上	7	未核对扣 2 分，检验项目与所备试管不相符扣 5 分
	5. 检查采血针或注射器后打开备用	4	一项不符合要求扣 2 分
	6. 选择血管，垫小枕	5	选择血管不符合要求扣 3 分，其余一项不符合要求扣 1 分
	7. 消毒皮肤，扎止血带，嘱握拳	5	未嘱握拳扣 1 分，消毒手法不对扣 1 分，消毒范围不够扣 1 分，消毒不严密扣 1 分，横跨一次扣 2 分，污染一次扣 5 分

项目	操作标准	分值	减分细则
操作步骤	8. 再次核对	2	核对不全面扣 1 分，未核对扣 2 分
	9. 试通注射器，安慰、鼓励患者，穿刺进针，嘱患者松拳	6	未试通扣 1 分，未鼓励扣 2 分，穿刺手法不对扣 2 分，未嘱松拳扣 1 分
	10. 见回血后固定注射器或采血针，采血。观察患者反应	12	退针一次扣 2 分，未一针见血扣 10 分。采血量不符合要求扣 3 分。未观察扣 3 分
	11. 拔针，按压穿刺部位	4	拔针手法不对扣 2 分，未按压扣 2 分
	12. 将血标本注入标本瓶，注入常规试管须取下采血针头再注入，采全血标本时可直接注入抗凝试管，将血液与抗凝剂混匀，摇匀	5	注入方法不对扣 1 分，试管不符合要求扣 2 分，未混匀扣 2 分
	13. 再次查对并签字	2	查对不全面扣 1 分，未查对扣 2 分
	14. 协助患者取舒适体位，交代注意事项	3	卧位不适扣 1 分，交代不全扣 1 分，未交代扣 2 分
	15. 整理床单位及用物，及时送检	3	未整理扣 2 分，漏一件扣 1 分，未及时送检扣 2 分
评价	1. 操作准确、熟练，查对规范	3	操作不熟练扣 1 分，查对不规范扣 2 分
	2. 与患者沟通有效	4	未有效沟通扣 1 分
	3. 无菌观念强	3	污染三次以上不得分
	4. 在规定时间内完成操作		每超时 1 分钟扣 2 分

十八、静脉注射技术操作图解与评分标准

【操作流程】

静脉注射技术操作

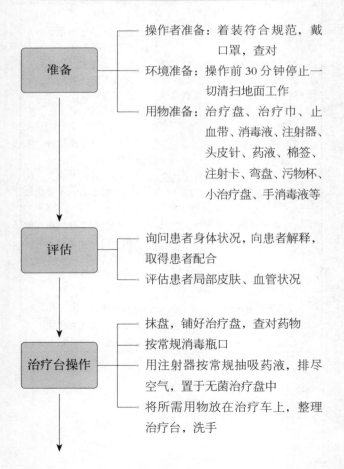

准备
- 操作者准备：着装符合规范，戴口罩，查对
- 环境准备：操作前30分钟停止一切清扫地面工作
- 用物准备：治疗盘、治疗巾、止血带、消毒液、注射器、头皮针、药液、棉签、注射卡、弯盘、污物杯、小治疗盘、手消毒液等

评估
- 询问患者身体状况，向患者解释，取得患者配合
- 评估患者局部皮肤、血管状况

治疗台操作
- 抹盘，铺好治疗盘，查对药物
- 按常规消毒瓶口
- 用注射器按常规抽吸药液，排尽空气，置于无菌治疗盘中
- 将所需用物放在治疗车上，整理治疗台，洗手

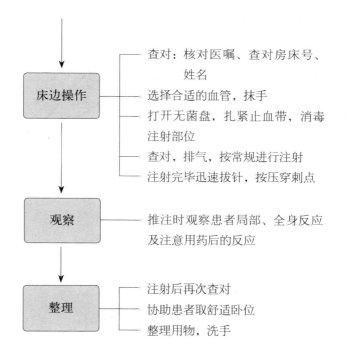

床边操作
— 查对：核对医嘱、查对房床号、姓名
— 选择合适的血管，抹手
— 打开无菌盘，扎紧止血带，消毒注射部位
— 查对，排气，按常规进行注射
— 注射完毕迅速拔针，按压穿刺点

观察
— 推注时观察患者局部、全身反应及注意用药后的反应

整理
— 注射后再次查对
— 协助患者取舒适卧位
— 整理用物，洗手

 注 意 ••••••••••••••••••••••••••••••

1. 指导：解释操作目的及配合注意事项；告知患者可能发生的反应，如有不适及时告诉医护人员。
2. 有移动护理信息系统的用 PDA 扫码确认患者信息。
3. 对需长期静脉给药的患者，应当保护血管，由远心端至近心端选择血管穿刺。
4. 注射过程中随时观察患者的反应。
5. 静脉注射有强烈刺激性的药物时，应当防止因药物外渗而发生组织坏死。

【操作图解】

1. 消毒皮肤，直径不小于5cm，穿刺部位上方6cm处扎止血带，嘱握拳。

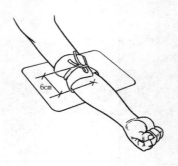

2. 安慰、鼓励患者，绷紧皮肤，穿刺（一次性成功）。见回血后，松止血带，松拳。

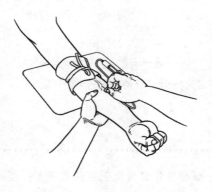

3. 输液贴固定后，缓慢注入药液。

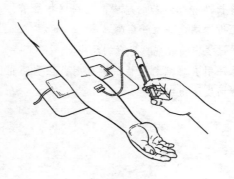

4．拔针后屈肘。

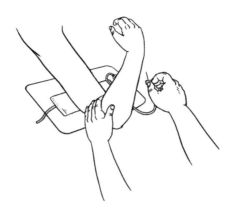

【评分标准】

项目	操作标准	分值	减分细则
操作前准备	1．着装整洁，洗手，戴口罩	3	一项不符合要求扣1分
	2．用物：注射药液、5～20ml注射器（根据药量选择）、头皮针、碘伏、棉签、垫巾、止血带、输液贴、砂轮、弯盘、锐器盒	5	缺一项扣1分
	3．用物准备3分钟	2	超时1分钟扣2分
评估	1．了解患者的身体状况，相关药物过敏史情况，合作程度	5	评估不全面少一项扣1分，未评估不得分
	2．评估患者局部皮肤及血管情况	5	

续表

项目	操作标准	分值	减分细则
操作步骤	1. 洗手，携用物至床旁，查对治疗护理项目单和腕带（床号、姓名、性别、住院号），问候患者	5	未问候扣 1 分，查对不认真扣 2 分，未查对扣 4 分
	2. 向患者解释操作目的，取得合作。备输液贴，选择血管，在注射部位下垫小枕	4	解释不到位扣 2 分，未解释扣 4 分
	3. 安全与舒适：环境清洁安静，患者体位舒适	3	一项不符合要求扣 1 分
	4. 核对药物，对光检查药液有无变质及有效期	4	一项不符合要求扣 2 分
	5. 消毒后打开安瓿	3	消毒不严密扣 1 分，未消毒扣 2 分
	6. 检查并打开注射器	2	检查不全扣 1 分，未检查扣 2 分
	7. 抽吸药液，连接头皮针，排尽空气，放于治疗盘内	6	抽吸不净扣 3 分，未排尽空气扣 3 分，横跨一次扣 2 分，污染一次扣 5 分
	8. 消毒皮肤，直径不小于 5cm，穿刺部位上方 6cm 处扎止血带，嘱握拳	8	选择血管不符合要求扣 2 分。未置垫巾扣 1 分，止血带不符合要求扣 1 分，消毒手法不对扣 1 分，消毒范围不够扣 1 分，消毒不严密扣 1 分，未待干扣 1 分，横跨一次扣 2 分，污染一次扣 5 分
	9. 再次核对	2	核对不全面扣 1 分，未核对扣 3 分
	10. 安慰、鼓励患者，绷紧皮肤，穿刺（一次性成功）。见回血后，松止血带，松拳。输液贴固定	14	未握拳扣 1 分，未安慰、鼓励患者扣 2 分，退针一次扣 2 分，未一针见血扣 10 分。输液贴固定不符合要求扣 1 分，未松止血带、拳各扣 1 分

续表

项目	操作标准	分值	减分细则
操作步骤	11.一手固定针栓及注射器，另一手缓慢注入药液	5	未固定扣1分，推注不符合要求扣4分
	12.注射过程中，随时询问患者感受，并观察局部和全身反应	3	未询问扣1分，未观察扣2分
	13.注射完毕以无菌干棉球轻按针眼上方，迅速拔针，按压穿刺点	3	一处不符合要求扣1分
	14.再次核对并签字	2	核对不全面扣1分，未核对扣2分
	15.协助患者取舒适卧位，交代注意事项	3	卧位不适扣1分，交代不全扣1分，未交代扣2分
	16.整理床单位及用物	3	未整理扣2分，漏一件扣1分
评价	1.操作准确、熟练，查对规范	3	操作不熟练扣1分，查对不规范扣2分
	2.与患者沟通有效	4	未有效沟通扣1分
	3.无菌观念强	3	污染三次以上不得分
	4.在规定时间内完成操作		每超时1分钟扣2分

十九、PICC 技术操作图解与评分标准

【操作流程】

PICC 技术操作

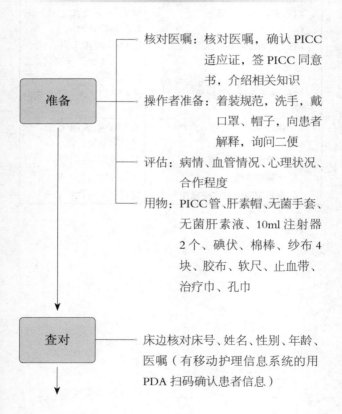

准备
- 核对医嘱：核对医嘱，确认 PICC 适应证，签 PICC 同意书，介绍相关知识
- 操作者准备：着装规范，洗手，戴口罩、帽子，向患者解释，询问二便
- 评估：病情、血管情况、心理状况、合作程度
- 用物：PICC 管、肝素帽、无菌手套、无菌肝素液、10ml 注射器 2 个、碘伏、棉棒、纱布 4 块、胶布、软尺、止血带、治疗巾、孔巾

查对
- 床边核对床号、姓名、性别、年龄、医嘱（有移动护理信息系统的用 PDA 扫码确认患者信息）

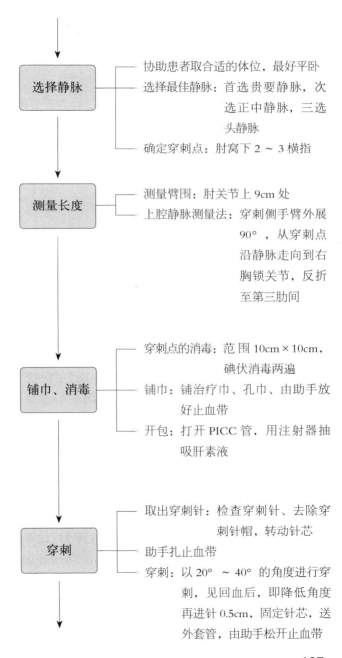

选择静脉 ——— 协助患者取合适的体位，最好平卧
—— 选择最佳静脉：首选贵要静脉，次
　　　　　选正中静脉，三选
　　　　　头静脉
—— 确定穿刺点：肘窝下 2 ～ 3 横指

测量长度 ——— 测量臂围：肘关节上 9cm 处
—— 上腔静脉测量法：穿刺侧手臂外展
　　　　　90°，从穿刺点
　　　　　沿静脉走向到右
　　　　　胸锁关节，反折
　　　　　至第三肋间

铺巾、消毒 ——— 穿刺点的消毒：范围 10cm×10cm，
　　　　　碘伏消毒两遍
—— 铺巾：铺治疗巾、孔巾、由助手放
　　　　　好止血带
—— 开包：打开 PICC 管，用注射器抽
　　　　　吸肝素液

穿刺 ——— 取出穿刺针：检查穿刺针、去除穿
　　　　　刺针帽，转动针芯
—— 助手扎止血带
—— 穿刺：以 20°～ 40° 的角度进行穿
　　　　　刺，见回血后，即降低角度
　　　　　再进针 0.5cm，固定针芯，送
　　　　　外套管，由助手松开止血带

127

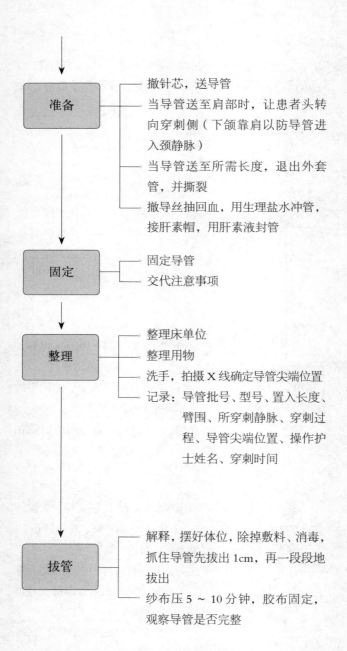

准备
- 撤针芯，送导管
- 当导管送至肩部时，让患者头转向穿刺侧（下颌靠肩以防导管进入颈静脉）
- 当导管送至所需长度，退出外套管，并撕裂
- 撤导丝抽回血，用生理盐水冲管，接肝素帽，用肝素液封管

固定
- 固定导管
- 交代注意事项

整理
- 整理床单位
- 整理用物
- 洗手，拍摄 X 线确定导管尖端位置
- 记录：导管批号、型号、置入长度、臂围、所穿刺静脉、穿刺过程、导管尖端位置、操作护士姓名、穿刺时间

拔管
- 解释，摆好体位，除掉敷料、消毒，抓住导管先拔出 1cm，再一段段地拔出
- 纱布压 5 ~ 10 分钟，胶布固定，观察导管是否完整

【操作图解】

1. 测量定位，手臂外展90°（①上腔静脉测量法：从预穿刺点沿静脉走向量至右胸锁关节再向下至第三肋间。②锁骨下静脉测量法：从预穿刺点沿静脉走向至胸骨切迹，再减去2cm），测量上臂中段周径。

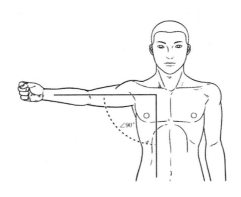

2. 在手臂下垫治疗巾，先用75%乙醇清洁皮肤脱脂，再用碘伏消毒，消毒范围为预穿刺点上下10cm，两侧至臂缘。

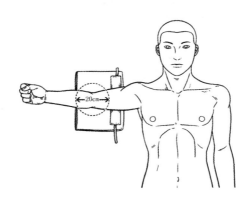

3.穿无菌手术衣，更换无菌手套、铺洞巾及治疗巾，扩大无菌区。

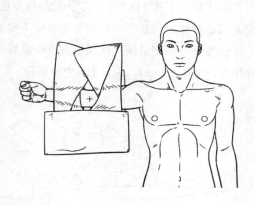

4.扎止血带（助手），适时给予鼓励，穿刺（15°～30°的角度）。

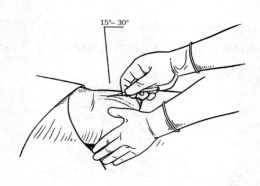

5.见回血后立即放低穿刺角度，推入导入针，使导入鞘管的尖端也处于静脉内，送入套管。

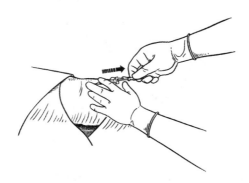

6.自插管鞘处均匀缓慢置入PICC导管，送至约25cm处，嘱患者向静脉穿刺侧转头并低头，防止导管误入颈静脉。

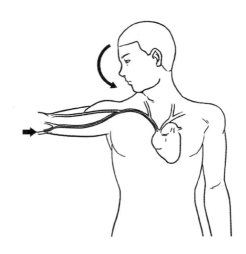

7. 送入预计长度时，退出导入鞘。

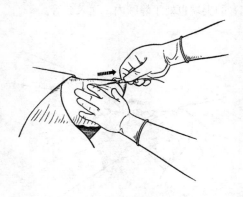

8. 指压套管端静脉稳定导管，从静脉内退出套管，撤导丝。

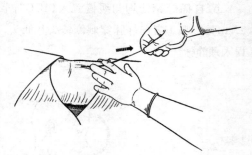

9. 安装输液接头。

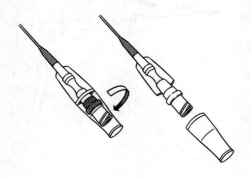

【评分标准】

项目	操作标准	分值	减分细则
操作前准备	1. 着装整洁，洗手，戴口罩	3	一项不符合要求扣 1 分
	2. 用物：无菌手套、PICC 无菌包、肝素帽或正压接头、注射器、治疗巾、敷贴、无菌生理盐水、碘伏、75% 乙醇、棉签、肝素、锐器盒	5	缺一项扣 1 分
	3. 用物准备 3 分钟	2	超时 1 分钟扣 2 分
评估	1. 评估患者心理状态、局部皮肤组织、出凝血及血管情况	5	评估不全面少一项扣 1 分，未评估不得分
	2. 操作环境严格无菌	2	
	3. 操作者根据医嘱负责与患者签署知情同意书	3	
操作步骤	1. 备齐用物，携至床旁，查对治疗护理项目单和腕带（床号、姓名、性别、住院号），问候患者	5	未问候扣 1 分，查对不认真扣 2 分，未查对扣 4 分
	2. 向患者解释操作目的及方法，取得患者配合	4	解释不到位扣 2 分，未解释扣 4 分
	3. 安全与舒适：保证严格的无菌操作环境，光线明亮；患者体位舒适	3	一项不符合要求扣 1 分
	4. 选择血管：在预穿刺部位扎上止血带，评估患者血管状况，以贵要静脉为主，松开止血带	3	选择血管不符合要求扣 3 分
	5. 测量定位，手臂外展 90°（①上腔静脉测量法：从预穿刺点沿静脉走向量至右胸锁关节再向下至第三肋间。②锁骨下静脉测量法：从预穿刺点沿静脉走向至胸骨切迹，再减去 2cm），测量上臂中段周径	4	测量不准确一处扣 2 分

项目	操作标准	分值	减分细则
操作步骤	6. 打开 PICC 无菌包，戴手套，准备肝素帽，抽吸生理盐水	4	一项不符合要求扣 1 分，横跨一次扣 2 分，污染一次扣 5 分
	7. 在手臂下垫治疗巾，先用 75% 乙醇清洁皮肤脱脂，再用碘伏消毒，消毒范围为预穿刺点上下 10cm，两侧至臂缘	4	未垫治疗巾扣 1 分，消毒不符合要求一处扣 2 分，消毒范围不够扣 2 分，消毒不严密扣 1 分
	8. 穿无菌手术衣，更换无菌手套、铺洞巾及治疗巾，扩大无菌区	4	一项不符合要求扣 1 分
	9. 检查、预冲导管，修剪长度	4	未检查、未预冲各扣 1 分，修剪方法不合适扣 2 分。长度不符合要求扣 4 分
	10. 再次核对	2	核对不全面扣 1 分，未核对扣 2 分
	11. 扎止血带（助手），适时给予鼓励，穿刺（15°～30° 的角度）。见回血后立即放低穿刺角度，推入导入针，使导入鞘管的尖端也处于静脉内，送入套管	8	未安慰、鼓励患者扣 2 分，穿刺手法不对扣 2 分，退针一次扣 2 分，未一针见血扣 10 分
	12. 松止血带，左手食指固定导入鞘避免移位，中指轻压在套管尖端所处的血管上，从导入鞘管中抽出穿刺针。缓慢均匀地将 PICC 导管送入静脉	4	未松止血带扣 1 分，未固定扣 1 分，抽出穿刺针手法不正确及送针手法不对每处扣 1 分
	13. 送入预计长度时，退出导入鞘，指压套管端静脉稳定导管，从静脉内退出套管，撤导丝	4	撤导丝方法不对扣 2 分，未将套管全部送入静脉内扣 2 分
	14. 用生理盐水注射器抽回血，并注入生理盐水，确定通畅	2	一项不符合要求扣 2 分

项目	操作标准	分值	减分细则
操作步骤	15. 连接肝素帽或正压接头，用肝素盐水正压封管	2	一项不符合要求扣 2 分
	16. 清理穿刺点，将体外导管放置呈 "S" 状弯曲，固定导管，覆盖无菌敷料，贴透明敷贴，标记置管日期及时间	4	一项不符合要求扣 1 分
	17. 再次核对并签字，观察患者穿刺局部情况和患者的反应。通过 X 线拍片确定导管尖端位置	3	一项不符合要求扣 2 分
	18. 协助患者取舒适体位，交代注意事项	3	卧位不适扣 1 分，交代不全扣 1 分，未交代扣 2 分
	19. 整理床单位及用物	3	未整理扣 2 分，漏一件扣 1 分
评价	1. 操作准确、熟练、查对规范	3	操作不熟练扣 1 分，查对不规范扣 2 分
	2. 与患者沟通有效	4	未有效沟通扣 1 分
	3. 无菌观念强	3	污染三次以上不得分
	4. 在规定时间内完成操作		每超时 1 分钟扣 2 分

二十、动脉采血技术操作图解与评分标准

【操作流程】

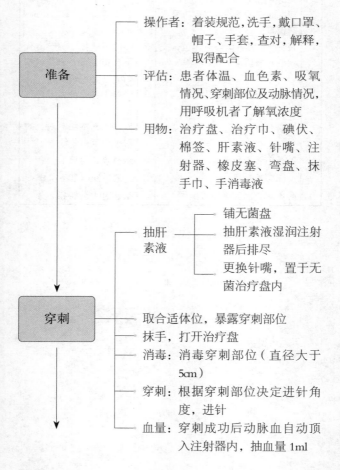

动脉采血技术操作

准备
- 操作者：着装规范，洗手，戴口罩、帽子、手套，查对，解释，取得配合
- 评估：患者体温、血色素、吸氧情况、穿刺部位及动脉情况，用呼吸机者了解氧浓度
- 用物：治疗盘、治疗巾、碘伏、棉签、肝素液、针嘴、注射器、橡皮塞、弯盘、抹手巾、手消毒液

穿刺
- 抽肝素液
  - 铺无菌盘
  - 抽肝素液湿润注射器后排尽
  - 更换针嘴，置于无菌治疗盘内
- 取合适体位，暴露穿刺部位
- 抹手，打开治疗盘
- 消毒：消毒穿刺部位（直径大于5cm）
- 穿刺：根据穿刺部位决定进针角度，进针
- 血量：穿刺成功后动脉血自动顶入注射器内，抽血量1ml

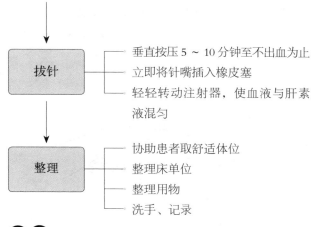

拔针
- 垂直按压 5 ~ 10 分钟至不出血为止
- 立即将针嘴插入橡皮塞
- 轻轻转动注射器，使血液与肝素液混匀

整理
- 协助患者取舒适体位
- 整理床单位
- 整理用物
- 洗手、记录

注意 ●●●●●●●●●●●●●●●●●●●●●●●●●●●●●●●●●●●

1. 严格执行无菌技术操作。

2. 饮热水、洗澡、运动、吸痰等需休息 30 分钟后取血。

3. 做血气分析时注射器内勿有空气。

4. 标本应立即送检。

5. 有出血倾向者慎用。

6. 抽血时尽量放松，平静呼吸，穿刺点保持清洁、干燥。

【操作图解】

1. 选取穿刺动脉，常用部位为股动脉、桡动脉等。适当暴露穿刺部位，如选择股动脉，要拉上床幔。

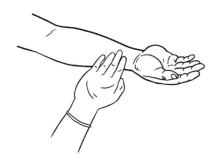

2.安慰、鼓励患者，以两指固定动脉，右手持注射器在两指间垂直或与动脉走向呈40°角刺入，抽取1～2ml。

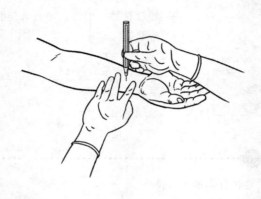

【评分标准】

项目	操作标准	分值	减分细则
操作前准备	1.着装整洁，洗手，戴口罩、手套	3	一项不符合要求扣1分
	2.用物：碘伏、棉棒、注射器、肝素、橡皮塞、条码贴在化验单上、弯盘、必要时备屏风	5	缺一项扣1分
	3.用物准备3分钟	2	超时1分钟扣2分
评估	1.了解患者病情、吸氧情况或呼吸机参数的设置	5	评估不全面少一项扣1分，未评估不得分
	2.评估患者穿刺部位的皮肤及动脉搏动情况	5	
操作步骤	1.备齐用物，携至床旁，查对治疗护理项目单和腕带（床号、姓名、性别、住院号），问候患者	5	未问候扣1分，查对不认真扣2分，未查对扣4分
	2.向患者解释目的、方法，取得合作	4	解释不到位扣2分，未解释扣4分

项目	操作标准	分值	减分细则
	3.舒适与安全：环境清洁、光线明亮；患者舒适、安全	3	一项不符合要求扣1分
	4.检查并打开注射器和肝素液，抽取少量肝素湿润注射器后排尽，放于治疗盘内	8	检查不全面一项扣1分，未检查一项扣2分，注射器准备不符合要求扣2分
	5.选取穿刺动脉，常用部位为股动脉、桡动脉等。适当暴露穿刺部位，如选择股动脉，要拉上床幔（或用屏风）	6	部位不准确扣4分，暴露不充分扣2分，如选择股动脉，未拉床幔扣1分
	6.再次核对，消毒穿刺部位后待干，消毒操作者左手食指、中指	6	查对不全面扣1分，未查对扣2分。消毒不符合要求扣1分，消毒不严密扣1分，消毒范围不够扣2分。横跨一次扣2分，污染一次扣5分
操作步骤	7.安慰、鼓励患者，以两指固定动脉，右手持注射器在两指间垂直或与动脉走向呈40°角刺入，抽取1～2ml	15	未安慰鼓励患者扣2分，穿刺手法不对扣2分，退针一次扣2分，未一针见血扣10分，采血量不符合要求扣3分
	8.迅速拔针，按压穿刺点5～10分钟	4	一项不符合要求扣2分
	9.拔针后立即将针尖斜面刺入橡皮塞或专用的凝胶针帽隔绝空气，轻轻转动注射器防凝	7	标本处置不当扣4分，未混匀扣3分
	10.再次核对并签字，立即送检	4	查对不全面扣1分，未查对扣2分，未及时送检扣2分
	11.协助取舒适卧位，询问有无不适，交代注意事项	5	卧位不适扣1分，未询问扣2分，交代不全扣1分，未交代扣2分
	12.整理床单位及用物	3	未整理扣2分，漏一件扣1分

续表

项目	操作标准	分值	减分细则
评价	1. 操作准确、熟练，查对规范	3	操作不熟练扣 1 分，查对不规范扣 2 分
	2. 与患者沟通有效	4	未有效沟通扣 1 分
	3. 无菌观念强	3	污染三次以上不得分
	4. 在规定时间内完成操作		每超时 1 分钟扣 2 分

二十一、肌内注射技术操作图解与评分标准

【操作流程】

肌内注射技术操作

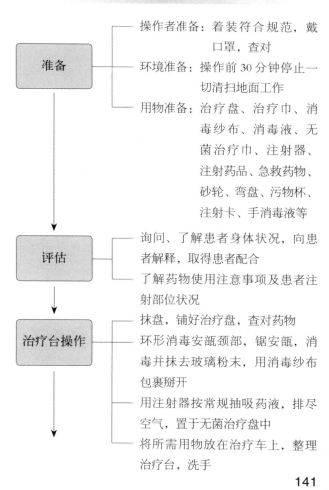

准备	操作者准备：着装符合规范，戴口罩，查对
	环境准备：操作前 30 分钟停止一切清扫地面工作
	用物准备：治疗盘、治疗巾、消毒纱布、消毒液、无菌治疗巾、注射器、注射药品、急救药物、砂轮、弯盘、污物杯、注射卡、手消毒液等
评估	询问、了解患者身体状况，向患者解释，取得患者配合
	了解药物使用注意事项及患者注射部位状况
治疗台操作	抹盘，铺好治疗盘，查对药物
	环形消毒安瓿颈部，锯安瓿，消毒并抹去玻璃粉末，用消毒纱布包裹掰开
	用注射器按常规抽吸药液，排尽空气，置于无菌治疗盘中
	将所需用物放在治疗车上，整理治疗台，洗手

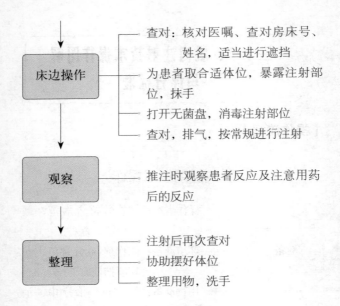

床边操作
— 查对：核对医嘱、查对房床号、姓名，适当进行遮挡
— 为患者取合适体位，暴露注射部位，抹手
— 打开无菌盘，消毒注射部位
— 查对，排气，按常规进行注射

观察
— 推注时观察患者反应及注意用药后的反应

整理
— 注射后再次查对
— 协助摆好体位
— 整理用物，洗手

1. 指导：告知患者注射时勿紧张，肌肉放松以利于药液吸收；告知所注射的药物及应注意的事项。
2. 有移动护理信息系统的用 PDA 扫码确认患者信息。
3. 同时注射两种药物时，应注意配伍禁忌。
4. 选择合适注射部位，避免刺伤神经和血管，回抽无回血时方可注射。
5. 注射部位应当避开炎症、结节、瘢痕等部位注射。
6. 对经常注射的患者，应当更换注射部位。
7. 注射时切勿将针梗全部刺入，以防针梗从根部折断。

【操作图解】

1.抽吸药液，套安瓿。

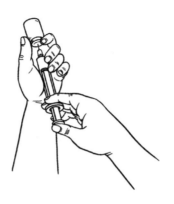

2.协助患者取正确姿势，选择正确部位。常选择臀肌和三角肌。

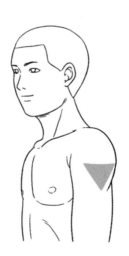

3.排尽注射器内空气，左手绷紧皮肤，右手持针
垂直刺入皮肤。

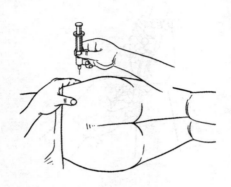

4.固定针头，抽回血。

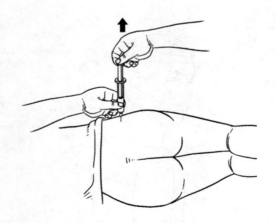

5.缓推药液。

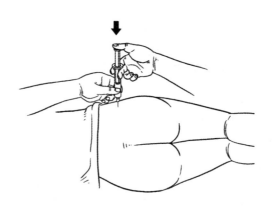

6.迅速拔针。

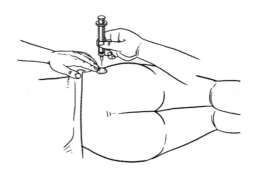

【评分标准】

项目	操作标准	分值	减分细则
操作前准备	1. 着装整洁，洗手，戴口罩	3	一项不符合要求扣 1 分
	2. 用物：注射药物、无菌注射器、碘伏、棉签、弯盘、砂轮、锐器盒、必要时备屏风	5	缺一项扣 1 分
	3. 用物准备 3 分钟	2	超时 1 分钟扣 2 分
评估	1. 询问了解患者身体状况，解释并取得配合	5	评估不全面少一项扣 1 分，未评估不得分
	2. 了解药物使用注意事项及注射部位状况	5	
操作步骤	1. 备齐用物，携至患者床旁，查对治疗护理项目单和腕带（床号、姓名、性别、住院号），问候患者	5	未问候扣 1 分，查对不认真扣 2 分，未查对扣 4 分
	2. 向患者解释操作目的和配合方法，取得合作	4	解释不到位扣 2 分，未解释扣 4 分
	3. 安全与舒适：环境安静，患者体位舒适，注意保暖，并为患者遮挡	3	一项不符合要求扣 1 分
	4. 检查药液，消毒后打开安瓿	4	未检查扣 2 分，消毒不符合要求扣 2 分
	5. 检查、准备注射器	2	一项不符合要求扣 1 分
	6. 抽吸药液，套安瓿	5	抽吸不净扣 3 分，抽液注射器手法不对扣 2 分
	7. 协助患者取正确姿势，选择正确部位	6	部位不准确扣 4 分，暴露不充分扣 2 分
	8. 消毒皮肤，待干	6	消毒方法不正确、范围不够、消毒不严密各扣 1 分，横跨一次扣 2 分，污染一次扣 5 分，未待干扣 1 分
	9. 再次核对	3	核对不全面扣 1 分，未核对扣 2 分

项目	操作标准	分值	减分细则
操作步骤	10. 排尽注射器内空气，适时给予鼓励，左手绷紧皮肤，右手持针垂直刺入皮肤	12	未排尽空气扣 3 分，未鼓励扣 2 分，未绷紧皮肤扣 2 分，手法不对扣 2 分，进针角度不对扣 2 分，进针深度不适扣 2 分
	11. 固定针头，抽回血，缓推药液	6	一项不符合要求扣 2 分
	12. 密切观察患者反应，并询问患者感受	3	未观察扣 2 分，未询问扣 1 分
	13. 注射毕，干棉签压针眼，迅速拔针	3	未按压扣 1 分，拔针手法不对扣 2 分
	14. 再次核对并签字	2	核对不全面扣 1 分，未核对扣 2 分
	15. 协助患者取舒适卧位，交代注意事项	3	卧位不适扣 1 分，交代不全扣 1 分，未交代扣 2 分
	16. 整理床单位及用物	3	未整理扣 2 分，漏一件扣 1 分
评价	1. 操作准确、熟练，查对规范	3	操作不熟练扣 1 分，查对不规范扣 2 分
	2. 与患者沟通有效	4	未有效沟通扣 1 分
	3. 无菌观念强	3	污染三次以上不得分
	4. 在规定时间内完成操作		每超时 1 分钟扣 2 分

二十二、皮内注射法（青霉素过敏试验）技术操作图解与评分标准

【操作流程】

皮内注射法技术操作

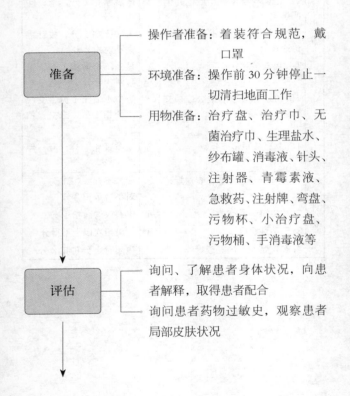

准备
- 操作者准备：着装符合规范，戴口罩
- 环境准备：操作前 30 分钟停止一切清扫地面工作
- 用物准备：治疗盘、治疗巾、无菌治疗巾、生理盐水、纱布罐、消毒液、针头、注射器、青霉素液、急救药、注射牌、弯盘、污物杯、小治疗盘、污物桶、手消毒液等

评估
- 询问、了解患者身体状况，向患者解释，取得患者配合
- 询问患者药物过敏史，观察患者局部皮肤状况

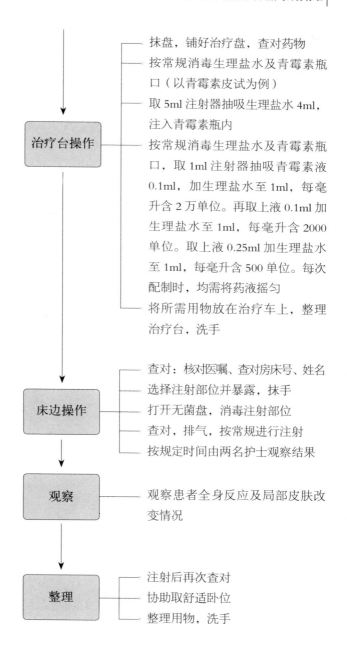

治疗台操作
- 抹盘，铺好治疗盘，查对药物
- 按常规消毒生理盐水及青霉素瓶口（以青霉素皮试为例）
- 取 5ml 注射器抽吸生理盐水 4ml，注入青霉素瓶内
- 按常规消毒生理盐水及青霉素瓶口，取 1ml 注射器抽吸青霉素液 0.1ml，加生理盐水至 1ml，每毫升含 2 万单位。再取上液 0.1ml 加生理盐水至 1ml，每毫升含 2000 单位。取上液 0.25ml 加生理盐水至 1ml，每毫升含 500 单位。每次配制时，均需将药液摇匀
- 将所需用物放在治疗车上，整理治疗台，洗手

床边操作
- 查对：核对医嘱、查对房床号、姓名
- 选择注射部位并暴露，抹手
- 打开无菌盘，消毒注射部位
- 查对，排气，按常规进行注射
- 按规定时间由两名护士观察结果

观察
- 观察患者全身反应及局部皮肤改变情况

整理
- 注射后再次查对
- 协助取舒适卧位
- 整理用物，洗手

注意 ••••••••••••••••••••••••••••••••••••••

1. 如患者对皮试药物有过敏史，禁止皮试。
2. 皮试药物要现配现用，剂量要准确，并备肾上腺素
   等抢救药品及物品。
3. 皮试结果阳性时，应告知医生、患者及家属，并予
   注明。

【操作图解】

    1. 开启青霉素，消毒青霉素瓶塞，检查生理盐水，
消毒并打开。

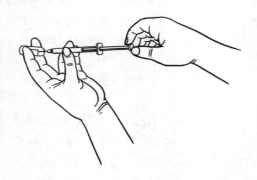

    2. 选择注射部位，消毒皮肤（适时给予鼓励），皮
内注射（注入药液 0.1ml，含 50 单位）。

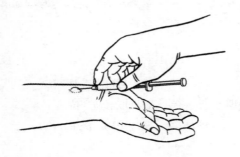

【评分标准】

项目	操作标准	分值	减分细则
操作前准备	1. 着装整洁，洗手，戴口罩	2	一项不符合要求扣 1 分
	2. 用物：治疗盘内放碘伏、75% 乙醇、棉签、5ml 注射器、1ml 注射器、5.5 号针头、12 号针头、青霉素、10ml 生理盐水、砂轮、胶布、盐酸肾上腺素、笔、表、弯盘、锐器盒	6	缺一项扣 1 分
	3. 用物准备 3 分钟	2	超时 1 分钟扣 2 分
评估	1. 评估患者病情、合作程度	3	评估不全面少一项扣 1 分，未评估不得分
	2. 评估患者局部皮肤、血管状况	3	
	3. 询问有无过敏史	4	
操作步骤	1. 备齐用物，携至床旁，查对治疗护理项目单和腕带（床号、姓名、性别、住院号），问候患者	6	未问候扣 1 分，查对不认真扣 2 分，未查对扣 4 分，未询问过敏史扣 1 分
	2. 向患者解释操作目的，取得合作	4	未解释扣 5 分，解释不到位扣 2 分
	3. 舒适与安全：环境清洁、安静；患者卧位舒适、安全	3	一项不符合要求扣 1 分
	4. 检查药液及青霉素质量、有效期，检查注射器	4	检查不全面一项扣 1 分，未检查扣 4 分
	5. 开启生理盐水瓶，注明开瓶时间及"化青霉素专用"字样	2	一项不符合要求扣 2 分
	6. 开启青霉素，消毒青霉素瓶塞，检查生理盐水，消毒并打开	4	消毒不符合要求一处扣 2 分
	7. 再次检查并取出 5ml 注射器，矫正盐水瓶负压	2	未矫正负压扣 2 分

项目	操作标准	分值	减分细则
操作步骤	8.抽吸生理盐水，稀释青霉素（每毫升含 20 万单位）。取上液 0.1ml 加生理盐水至 1ml，每毫升含 2 万单位。再取上液 0.1ml 加生理盐水至 1ml，每毫升含 2000 单位。取上液 0.25ml 加生理盐水至 1ml，每毫升含 500 单位。每次配制时，均需将药液摇匀	17	未注入或抽出空气各扣 1 分，抽取药液或稀释不准确一次扣 3 分，不摇匀一次扣 1 分，多或少稀释一次扣 10 分。污染一次扣 5 分，横跨一次扣 2 分
	9.更换皮试液针头，在注射器上注明青霉素及配制时间	4	一项不符合要求扣 2 分
	10.再次查对，询问过敏史	4	一项不符合要求扣 2 分
	11.选择注射部位，消毒皮肤（适时给予鼓励），皮内注射（注入药液 0.1ml，含 50 单位）。注射完毕迅速拔出针头，切勿按压	10	部位不正确扣 2 分，消毒不符合要求扣 2 分，穿刺手法不对扣 2 分，剂量不准确扣 2 分，皮丘不符合要求扣 2 分，进针过深过浅各扣 2 分，拔针不符合要求扣 1 分。按压扣 1 分
	12.在治疗护理项目单上记录注射时间和观察时间	2	记录不全面扣 1 分，未记录扣 2 分
	13.再次核对并签字	2	核对不认真扣 1 分，未核对扣 2 分
	14.协助患者取舒适卧位，交代注意事项，20 分钟后观察结果	3	卧位不适扣 1 分，交代不全扣 1 分，未交代扣 2 分
	15.整理床单位及用物	3	未整理扣 2 分，漏一件扣 1 分
评价	1.操作准确、熟练，查对规范	3	操作不熟练扣 1 分，查对不规范扣 2 分
	2.与患者沟通有效	4	未有效沟通扣 1 分
	3.无菌观念强	3	污染三次以上不得分
	4.在规定时间内完成操作		每超时 1 分钟扣 2 分

二十三、皮下注射技术操作图解与评分标准

【操作流程】

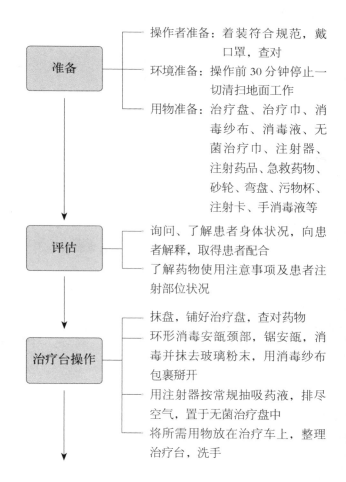

皮下注射技术操作

准备
- 操作者准备：着装符合规范，戴口罩，查对
- 环境准备：操作前30分钟停止一切清扫地面工作
- 用物准备：治疗盘、治疗巾、消毒纱布、消毒液、无菌治疗巾、注射器、注射药品、急救药物、砂轮、弯盘、污物杯、注射卡、手消毒液等

评估
- 询问、了解患者身体状况，向患者解释，取得患者配合
- 了解药物使用注意事项及患者注射部位状况

治疗台操作
- 抹盘，铺好治疗盘，查对药物
- 环形消毒安瓿颈部，锯安瓿，消毒并抹去玻璃粉末，用消毒纱布包裹掰开
- 用注射器按常规抽吸药液，排尽空气，置于无菌治疗盘中
- 将所需用物放在治疗车上，整理治疗台，洗手

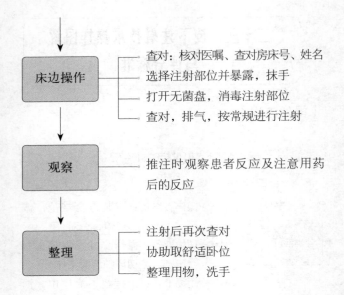

床边操作 —— 查对：核对医嘱、查对房床号、姓名
—— 选择注射部位并暴露，抹手
—— 打开无菌盘，消毒注射部位
—— 查对，排气，按常规进行注射

观察 —— 推注时观察患者反应及注意用药后的反应

整理 —— 注射后再次查对
—— 协助取舒适卧位
—— 整理用物，洗手

1. 指导：解释操作目的及配合、注意事项；注射胰岛素时，告知患者注射后 15 分钟开始进食，以免注射时间过长造成低血糖反应。

2. 有移动护理信息系统的用 PDA 扫码确认患者信息。

3. 尽量避免用刺激性较强的药物。

4. 选择注射部位时应当避开炎症、破溃或者有肿块的部位。

5. 经常注射者应每次更换注射部位。

【操作图解】

1.选择合适的注射部位，一般选择上臂三角肌下缘、上臂内侧、腹部、后背、大腿外侧方。

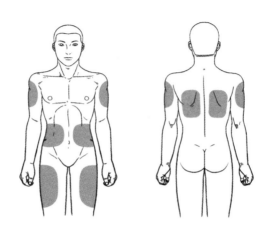

2.注射前适时给予鼓励，左手绷紧局部皮肤，右手持注射器，食指固定针栓，针头斜面向上，与皮肤呈30°～40°角，迅速刺入针头的1/2～2/3，松开左手，固定针栓，抽吸无回血，即可推注药液。

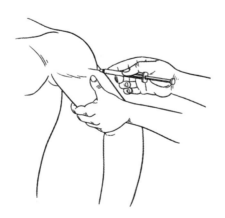

3. 注射毕，以无菌干棉签轻压针刺处，迅速拔针。

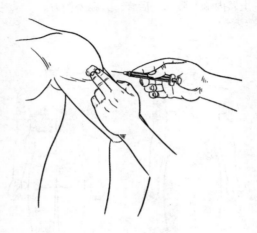

【评分标准】

项目	操作标准	分值	减分细则
操作前准备	1. 着装整洁，洗手、戴口罩	3	一项不符合要求扣 1 分
	2. 用物：1～2ml 注射器、5～6 号针头、注射药液、碘伏、弯盘、棉签、锐器盒	5	缺一项扣 1 分
	3. 用物准备 3 分钟	2	超时 1 分钟扣 2 分
评估	1. 了解患者的身体状况及合作情况	5	评估不全面少一项扣 1 分，未评估不得分
	2. 评估患者有无药物过敏史及注射部位状况	5	

续表

项目	操作标准	分值	减分细则
操作步骤	1.备齐用物，携至床旁，查对治疗护理项目单和腕带（床号、姓名、性别、住院号），问候患者	5	未问候扣1分，查对不认真扣2分，未查对扣4分
	2.向患者解释操作目的，取得配合	4	解释不到位扣2分，未解释扣4分
	3.安全与舒适：环境安静、清洁；患者体位安全、舒适	3	一项不符合要求扣1分
	4.核对药物，检查注射器及药液质量	4	检查不全面一项扣1分，未检查扣4分
	5.准备注射器，抽吸药液，套上安瓿，放入治疗盘内	7	抽吸不净扣3分，抽液手法不对扣2分，剂量不准确扣2分
	6.选择合适的注射部位，一般选择上臂三角肌下缘、上臂内侧、腹部、后背、大腿外侧方	6	部位不准确扣4分，暴露不充分扣2分
	7.消毒注射部位，直径在5cm以上，待干	7	消毒方法不正确、范围不够、消毒不严密各扣1分，污染一次扣5分，横跨一次扣2分
	8.再次核对患者及药物，并排尽注射器内空气	5	核对不全面扣1分，未核对扣2分，未排尽空气扣3分
	9.注射前适时给予鼓励，左手绷紧局部皮肤，右手持注射器，食指固定针栓，针头斜面向上，与皮肤呈30°～40°角，迅速刺入针头的1/2～2/3，松开左手，固定针栓，抽吸无回血，即可推注药液	15	未适时鼓励扣2分，未绷紧皮肤扣2分，手法不对扣2分，进针角度不对扣2分，进针过深过浅扣2分，未抽回血扣1分，推药速度不符合要求扣3分
	10.注射过程中随时询问患者感受	3	未询问扣3分
	11.注射毕，以无菌干棉签轻压针刺处，迅速拔针	3	未按压扣1分，拔针手法不对扣2分

项目	操作标准	分值	减分细则
操作步骤	12. 再次核对并签字	2	核对不全面扣 1 分，未核对扣 2 分
	13. 协助患者取舒适体位，交代注意事项	3	卧位不适扣 1 分，交代不全扣 1 分，未交代扣 2 分
	14. 整理床单位及用物	3	未整理扣 2 分，漏一件扣 1 分
评价	1. 操作准确、熟练，查对规范	3	操作不熟练扣 1 分，查对不规范扣 2 分
	2. 与患者沟通有效	4	未有效沟通扣 1 分
	3. 无菌观念强	3	污染三次以上不得分
	4. 在规定时间内完成操作		每超时 1 分钟扣 2 分

二十四、物理降温技术操作图解与评分标准

【操作流程】

（一）乙醇擦浴

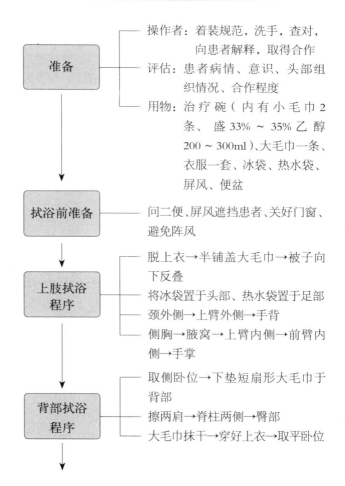

准备	── 操作者：着装规范，洗手，查对，向患者解释，取得合作
	── 评估：患者病情、意识、头部组织情况、合作程度
	── 用物：治疗碗（内有小毛巾2条、盛33%～35%乙醇200～300ml）、大毛巾一条、衣服一套、冰袋、热水袋、屏风、便盆
拭浴前准备	── 问二便、屏风遮挡患者、关好门窗、避免阵风
上肢拭浴程序	── 脱上衣→半铺盖大毛巾→被子向下反叠
	── 将冰袋置于头部、热水袋置于足部
	── 颈外侧→上臂外侧→手背
	── 侧胸→腋窝→上臂内侧→前臂内侧→手掌
背部拭浴程序	── 取侧卧位→下垫短扇形大毛巾于背部
	── 擦两肩→脊柱两侧→臀部
	── 大毛巾抹干→穿好上衣→取平卧位

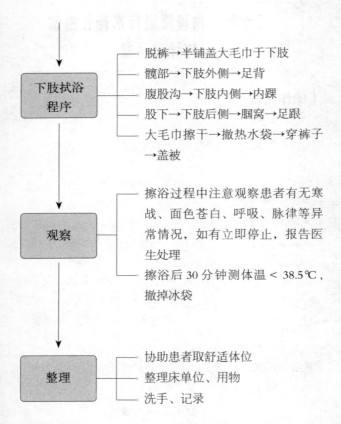

下肢拭浴程序
- 脱裤→半铺盖大毛巾于下肢
- 髋部→下肢外侧→足背
- 腹股沟→下肢内侧→内踝
- 股下→下肢后侧→腘窝→足跟
- 大毛巾擦干→撤热水袋→穿裤子→盖被

观察
- 擦浴过程中注意观察患者有无寒战、面色苍白、呼吸、脉律等异常情况，如有立即停止，报告医生处理
- 擦浴后 30 分钟测体温 < 38.5℃，撤掉冰袋

整理
- 协助患者取舒适体位
- 整理床单位、用物
- 洗手、记录

1. 有移动护理信息系统的用 PDA 扫码确认患者信息，可直接在 PDA 上记录降温后体温情况。
2. 擦至腋下、腹股沟、腘窝等血管丰富部位时稍用力擦、停留时间稍长，边擦边按摩，至皮肤发红。
3. 禁擦胸前区、腹部、后颈、足心，因对冷刺激敏感，反射性引起心率减慢、腹泻等不良反应。

（二）冰帽使用技术

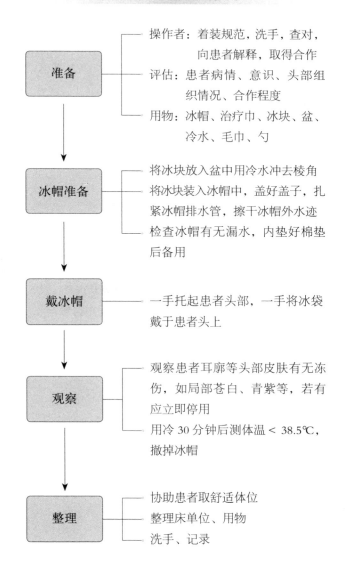

准备
- 操作者：着装规范，洗手，查对，向患者解释，取得合作
- 评估：患者病情、意识、头部组织情况、合作程度
- 用物：冰帽、治疗巾、冰块、盆、冷水、毛巾、勺

冰帽准备
- 将冰块放入盆中用冷水冲去棱角
- 将冰块装入冰帽中，盖好盖子，扎紧冰帽排水管，擦干冰帽外水迹
- 检查冰帽有无漏水，内垫好棉垫后备用

戴冰帽
- 一手托起患者头部，一手将冰袋戴于患者头上

观察
- 观察患者耳廓等头部皮肤有无冻伤，如局部苍白、青紫等，若有应立即停用
- 用冷 30 分钟后测体温 < 38.5℃，撤掉冰帽

整理
- 协助患者取舒适体位
- 整理床单位、用物
- 洗手、记录

··

1. 有移动护理信息系统的用 PDA 扫码确认患者信息，随时观察患者病情变化及体温变化情况，可直接在 PDA 上记录降温后体温情况。

2. 随时检查冰帽有无破损、漏水，如有应及时更换，冰溶化后应立即更换。

3. 观察头部皮肤情况，严格交接班制度。

4. 注意保护患者耳廓，防止发生冻伤。

（三）冰袋使用技术

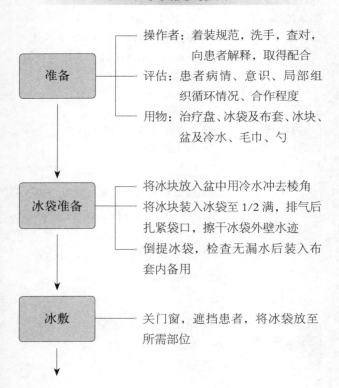

准备	操作者：着装规范，洗手，查对，向患者解释，取得配合
	评估：患者病情、意识、局部组织循环情况、合作程度
	用物：治疗盘、冰袋及布套、冰块、盆及冷水、毛巾、勺
冰袋准备	将冰块放入盆中用冷水冲去棱角
	将冰块装入冰袋至 1/2 满，排气后扎紧袋口，擦干冰袋外壁水迹
	倒提冰袋，检查无漏水后装入布套内备用
冰敷	关门窗，遮挡患者，将冰袋放至所需部位

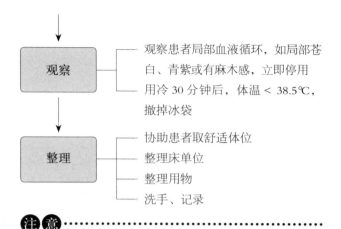

观察 —— 观察患者局部血液循环，如局部苍白、青紫或有麻木感，立即停用
用冷 30 分钟后，体温 < 38.5℃，撤掉冰袋

整理 —— 协助患者取舒适体位
整理床单位
整理用物
洗手、记录

注 意 ●●●●●●●●●●●●●●●●●●●●●●●●●●●●●●●●●

1. 有移动护理信息系统的用 PDA 扫码确认患者信息，随时观察患者病情变化及体温变化情况，可直接在 PDA 上记录降温后体温情况。

2. 随时检查冰袋，有无破损漏水现象，布套潮湿后应当立即更换，冰融化后应立即更换。

3. 观察患者皮肤状况，严格交接班制度。

4. 应当避开患者的枕巾、耳廓、心前区、腹部、阴囊及足底部用冰。

5. 指导患者在高热期间摄入足够的水分。

【操作图解】

1. 擦上肢。

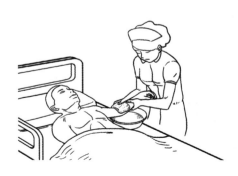

2. 擦下肢。

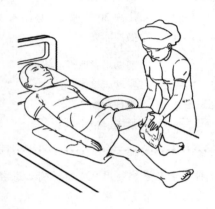

【评分标准】

项目	操作标准	分值	减分细则
操作前准备	1. 着装整洁，洗手，戴口罩	3	一项不符合要求扣 1 分
	2. 用物：小毛巾、大毛巾（2 块）、病员服、床单、止血钳 2 把、冰袋、凡士林、棉签、一次性治疗巾、纱布、冰帽、冰桶（内盛冰块）、脸盆、水桶、布套。32℃ ~ 34℃温水、热水袋（备用）、治疗车、屏风、湿敷垫、海绵垫、油布	5	缺一项扣 1 分
	3. 用物准备 3 分钟	2	超时 1 分钟扣 2 分
评估	1. 了解患者病情、意识状态及降温目的	5	评估不全面少一项扣 1 分，未评估不得分
	2. 患者对冷、热刺激耐受及自理程度。评估局部皮肤情况	5	

项目	操作标准	分值	减分细则
操作步骤*	1.备齐用物，携至床旁，查对治疗护理项目单和腕带（床号、姓名、性别、住院号），问候患者	5	未问候扣1分，查对不认真扣2分，未查对扣4分
	2.向患者解释操作目的，取得配合	4	解释不到位扣2分，未解释扣4分
	3.安全与舒适：环境安静；患者体位舒适、安全；保护患者隐私	3	一项不符合要求扣1分
	4.关闭门窗，将室温调至25℃以上，拉上床幔（或遮挡屏风），用床单代替盖被，盖于患者身上，必要时帮助患者脱去衣物，放于治疗车下	4	一项不符合要求扣1分
	（一）冰袋使用		
	1.检查冰袋有无破损，擦干冰袋外壁	5	未检查扣2分，未擦干扣1分
	2.将冰袋放入布套内，夹紧袋口	5	未夹紧扣2分，未套布套扣3分
	3.再次核对，将冰袋置于所需部位。高热降温时，将冰袋置于前额、头顶部或体表大血管分布处	14	未核对扣2分，冰袋放置位置一处不合要求扣5分
	4.每10分钟观察一次局部皮肤颜色，注意询问患者感受，有无皮肤苍白、青紫或麻木感等冻伤情况	8	观察不及时扣3分，不全面扣3分，未观察扣6分，未询问扣3分
	5.严格执行交接班制度。30分钟后，撤掉冰袋	8	交接班不认真扣3分，未交接班扣5分，冰袋使用时间不符合要求扣3分

项目	操作标准	分值	减分细则
操作步骤*	6. 用毛巾擦干，根据情况更换衣服和床单，协助患者取舒适卧位（如需长时间使用，间隔60分钟后再使用），交代注意事项	6	未擦干扣1分，未更换扣2分，卧位不适扣1分，交代不全扣1分，未交代扣2分
	7. 整理用物	4	未整理扣2分，冰袋处理不符合要求扣2分
	（二）冰帽使用		
	1. 检查冰帽有无破损	2	未检查扣2分
	2. 将冰块装入冰帽内约1/2满，排净空气，夹紧袋口，擦干	7	冰块有冰棱角扣1分，装入冰块过多或过少扣2分，未排净空气扣2分，未夹紧扣2分，未擦干扣1分
	3. 将冰帽引水管夹紧，检查有无漏水	5	未检查扣5分
	4. 再次核对，将冰帽内放置绵垫保护患者后颈部，双耳外面放置纱布，防止冻伤，冰帽戴于患者头部。将冰帽引水管置于水桶中	7	未核对扣2分，冰帽放置位置不合要求扣4分，未垫海绵一处扣1分
	5. 每10分钟观察一次局部皮肤颜色，注意询问患者感受，有无皮肤苍白、青紫或麻木感等冻伤情况。注意引水管水流情况	12	观察不及时扣3分，不全面扣3分，未观察扣6分，未询问扣3分
	6. 严格执行交接班制度。30分钟后，撤掉冰帽	7	交接班不认真扣3分，未交接班扣5分，冰帽使用时间不符合要求扣3分
	7. 用毛巾擦干，根据情况更换衣服、床单和枕套，协助患者舒适卧位（如需长时间使用，间隔60分钟后再使用），交代注意事项	6	未擦干扣1分，未更换扣2分，卧位不适扣1分，交代不全扣1分，未交代扣2分

续表

项目	操作标准	分值	减分细则
	8.整理用物，将冰帽倒空，清洁后倒挂，晾干后系紧带子备用	4	未整理扣2分，漏一件扣1分，冰帽处理不符合要求扣2分
	（三）冷湿敷应用		
	1.协助患者取舒适卧位，适当暴露患处	5	卧位不舒适扣2分，暴露不充分扣3分
	2.在受敷部位下垫油布治疗巾，受敷部位涂凡士林后盖一层纱布	4	一项不符合要求扣2分
	3.将敷布浸入冰水盆中，双手各持一把钳子将浸在冰水中的敷布拧干，抖开敷布，折叠后敷在患处	9	水温不符合要求扣3分，敷布浸透不均匀扣3分，敷布放置位置不合要求扣3分
操作步骤*	4.敷布紧贴患处部位皮肤，注意观察局部皮肤颜色和皮肤温度变化。并经常询问患者感受	12	观察不及时扣3分，不全面扣3分，未观察扣6分，未询问扣3分
	5.每2～3分钟更换一次敷布，一般冷湿敷时间为15～20分钟	8	更换敷布不及时扣4分，湿敷时间不符合要求扣4分
	6.冷湿敷结束后，撤去敷布和纱布，擦去凡士林	3	一项不符合要求扣1分
	7.用毛巾擦干，根据患者情况更换衣裤或床单，协助患者取舒适卧位，交代注意事项	6	未擦干扣1分，未更换扣2分，卧位不适扣1分，交代不全扣1分，未交代扣2分
	8.整理床单位及用物	3	未整理扣2分，漏一件扣1分
	（四）温水擦浴		
	1.松开床尾盖被，协助脱去衣服，冰袋置于头部，热水袋置于足下	8	冰袋、热水袋放置不合要求各扣2分，其余一项不符合要求扣1分

项目	操作标准	分值	减分细则
操作步骤*	2.暴露擦拭部位，将浴巾垫于擦拭部位下，用浸湿的纱布垫包裹手掌，边擦边按摩，再用浴巾擦干，擦拭过程中注意询问患者感受	12	暴露不充分扣2分，未垫浴巾扣1分，擦拭手法不对扣6分，未询问扣2分，未擦干扣1分
	3.擦拭顺序：侧颈→肩→上臂外侧→前臂外侧→手背；侧胸→腋窝→上臂内侧→肘窝→前臂内侧→手心；颈下肩部→臀部。穿好上衣，撤去裤子。髋部→下肢外侧→足背；腹股沟→下肢内侧→内踝；臀下沟→下肢后侧→腘窝→足跟，穿好裤子	21	擦拭顺序一处不符合要求扣2分，力度不符合要求扣5分，未达到擦拭的效果扣5分
	4.擦拭完毕，协助患者穿好衣服，必要时更换床单，协助患者取舒适卧位，交代注意事项	6	未按需要更换衣服及床单扣2分，卧位不适扣1分，交代不全扣1分，未交代扣2分
	5.整理床单位及用物	3	未整理扣2分，漏一件扣1分
评估	1.记录用冷部位、时间、反应	2	记录不全扣1分，未记录扣2分
	2.半小时后测量患者体温	2	未复测扣2分
评价	1.操作准确、熟练，查对规范	3	操作不熟练扣1分，查对不规范扣2分
	2.与患者沟通有效	4	未有效沟通扣1分
	3.无菌观念强	3	无菌观念差酌情扣1~2分
	4.在规定时间内完成操作		每超时1分钟扣2分

*操作步骤中（一）、（二）、（三）、（四）项各占100分中的50分。

二十五、单人心肺复苏技术操作图解与评分标准

【操作流程】

单人心肺复苏技术操作

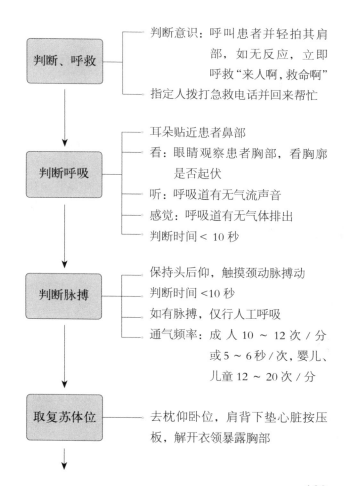

| 判断、呼救 | —— 判断意识：呼叫患者并轻拍其肩部，如无反应，立即呼救"来人啊，救命啊" |
| | —— 指定人拨打急救电话并回来帮忙 |

判断呼吸	—— 耳朵贴近患者鼻部
	—— 看：眼睛观察患者胸部，看胸廓是否起伏
	—— 听：呼吸道有无气流声音
	—— 感觉：呼吸道有无气体排出
	—— 判断时间 < 10 秒

判断脉搏	—— 保持头后仰，触摸颈动脉搏动
	—— 判断时间 <10 秒
	—— 如有脉搏，仅行人工呼吸
	—— 通气频率：成人 10 ~ 12 次/分或 5 ~ 6 秒/次，婴儿、儿童 12 ~ 20 次/分

| 取复苏体位 | —— 去枕仰卧位，肩背下垫心脏按压板，解开衣领暴露胸部 |

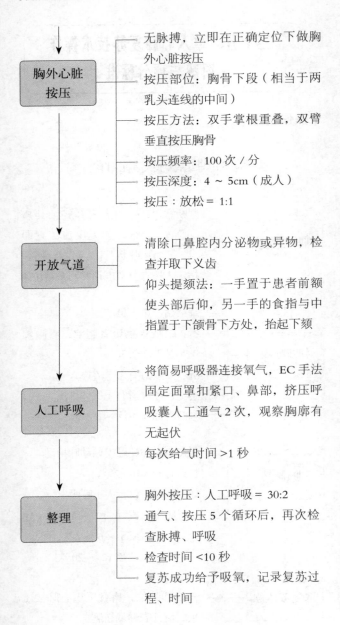

胸外心脏按压
— 无脉搏，立即在正确定位下做胸外心脏按压
— 按压部位：胸骨下段（相当于两乳头连线的中间）
— 按压方法：双手掌根重叠，双臂垂直按压胸骨
— 按压频率：100 次／分
— 按压深度：4 ~ 5cm（成人）
— 按压：放松 = 1:1

开放气道
— 清除口鼻腔内分泌物或异物，检查并取下义齿
— 仰头提颏法：一手置于患者前额使头部后仰，另一手的食指与中指置于下颌骨下方处，抬起下颏

人工呼吸
— 将简易呼吸器连接氧气，EC 手法固定面罩扣紧口、鼻部，挤压呼吸囊人工通气 2 次，观察胸廓有无起伏
— 每次给气时间 >1 秒

整理
— 胸外按压：人工呼吸 = 30:2
— 通气、按压 5 个循环后，再次检查脉搏、呼吸
— 检查时间 <10 秒
— 复苏成功给予吸氧，记录复苏过程、时间

1. 疑颈椎损伤者可用双下颌上提法开放气道。

2. 人工呼吸时送气量不宜过大，以免引起患者胃部胀气。

3. 触摸颈动脉搏动方法：食指及中指指尖先触及气管正中部（男性可触及喉结），然后向旁滑移 2 ~ 3cm，在气管旁软组织深处轻轻触摸。

4. 胸外按压时，应平稳、有规律地进行，不能间断；转运患者或做气管插管、电除颤时，间断时间也应 <10 秒。

5. 胸外按压时，肩、肘、腕在一条直线上，并与患者身体长轴垂直，手掌掌根不能离开胸壁。

6. 心肺复苏有效指征：扩大的瞳孔由大变小；面色（口唇）由发绀转为红润；大动脉扪及搏动；可测到血压 60/40mmHg 左右。

【操作图解】

1. 确认患者意识丧失，患者无呼吸或无正常呼吸（仅有喘息）、无确定的大动脉搏动，立即呼救。

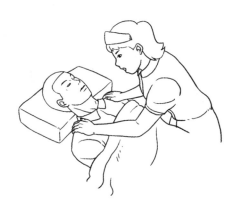

2．判断呼吸、脉搏。

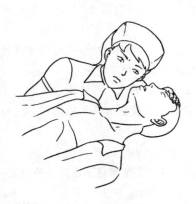

3．立即进行胸外心脏按压，抢救者将左手掌根部按在患者胸骨中下 1/3 交界处，右手掌根重叠放在左手背上，十指相扣，使全部手指脱离胸壁。

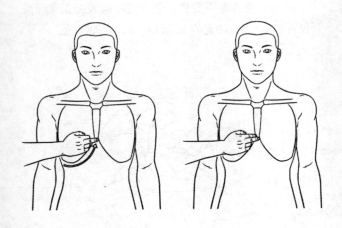

4.双肘关节伸直，利用上身重量垂直下压。使胸骨下陷至少5cm，而后迅速放松，使胸廓完全回弹，反复进行。放松时手掌根部不能离开胸壁。

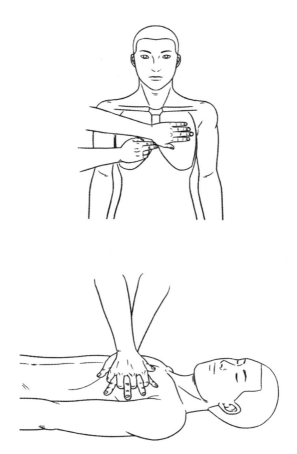

5. 托起下颌，开放气道。

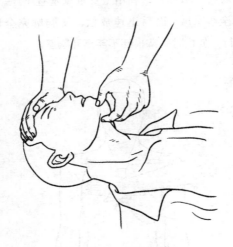

6. 人工呼吸：将简易呼吸器连接氧气，EC手法固定面罩扣紧患者口、鼻部，挤压呼吸囊人工通气2次，每次给气时间＞1秒，用眼睛余光观察患者胸廓有无起伏。

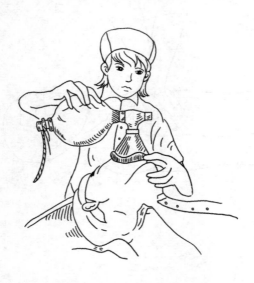

【评分标准】

项目	操作标准	分值	减分细则
操作前准备	1. 仪表端庄，服装整洁	1	一项不符合要求扣1分
	2. 反应迅速、敏捷	2	急救意识差扣2分
	3. 用物准备：胸外按压板、简易呼吸机、吸氧装置、纱布、弯盘、血压计、听诊器	2	缺一项扣1分
	4. 用物准备3分钟	2	超时1分钟扣2分
评估	1. 判断患者意识：轻拍患者肩部，呼叫患者	3	评估不全面少一项扣1分，未评估不得分
	2. 判断患者呼吸：无呼吸或无正常呼吸（仅有喘息）	4	
	3. 判断患者颈动脉搏动（<10秒）	3	
操作步骤	1. 安全与舒适：脱离危险环境，患者体位舒适、安全	4	一项不符合要求扣2分
	2. 确认患者意识丧失，患者无呼吸或无正常呼吸(仅有喘息)、无确定的大动脉搏动，立即呼救，并确认抢救时间	4	一项不符合要求扣1分
	3. 将患者置于去枕仰卧位，如果是软床，胸下垫胸外按压板，并迅速解开患者衣领、腰带(必要时)	5	一项不符合要求扣2分
	4. 立即进行胸外心脏按压，抢救者将左手掌根部按在患者胸骨中下1/3交界处，右手掌根重叠放在左手背上，十指相扣，使全部手指脱离胸壁	10	按压部位不正确扣4分，其他一项不符合要求扣2分
	5. 双肘关节伸直，利用上身重量垂直下压。使胸骨下陷至少5cm，而后迅速放松，使胸廓完全回弹，反复进行。放松时手掌根部不能离开胸壁。按压与放松比例为1：1。按压频率为100次/分	10	一项不符合要求扣2分，按压部位不正确扣4分，其他项一项不符合要求扣4分

续表

项目	操作标准	分值	减分细则
操作步骤	6. 检查有无活动义齿，如有应取下，头偏向一侧，清理口腔及气道分泌物	6	未检查扣 2 分
	7. 开放气道（仰头提颏、双下颌上提）。正确安装简易吸器，连接氧气	10	开放气道手法不正确扣 3 分，未开放气道扣 6 分。简易呼吸器安装不正确扣 2 分，未连接氧气扣 2 分
	8. 一手"EC"手法固定面罩，另一手挤压气囊，观察患者胸廓起伏情况。每次给气时间不少于 1 秒，胸外按压与人工呼吸之比为 30：2	12	面罩固定手法不正确扣 5 分，送气时间不合要求扣 2 分，通气无效扣 5 分，吹起次数不符合要求扣 2 分
	9. 抢救过程随时观察患者自主呼吸、心跳是否恢复，按压中断时间小于 1 秒	4	未观察扣 2 分，中断时间不符合要求扣 2 分
	10. 操作 5 个循环以人工呼吸结束后再次判断颈动脉搏动及呼吸 10 秒，如已恢复，进行进一步生命支持；如颈动脉搏动及人工呼吸未恢复，继续上述操作 5 个循环后再次判断，直至高级生命支持人员及仪器设备的到达	4	一项不符合要求扣 2 分
	11. 抢救成功，确认抢救成功时间，协助患者取合适卧位，整理床单位及用物，进行进一步生命支持。补记抢救记录	4	未确认扣 2 分，卧位不适扣 1 分，未整理扣 2 分，漏一件扣 1 分，未补记扣 1 分
评价	1. 操作准确、熟练，查对规范	3	操作不熟练扣 1 分，查对不规范扣 2 分
	2. 急救意识强	4	急救意识差酌情扣 1～2 分
	3. 无菌观念强	3	无菌观念差酌情扣 1～2 分
	4. 在规定时间内完成操作		每超时 1 分钟扣 2 分

注意：如患者口、鼻腔分泌物较多时，应先将患者头偏向一侧，进行清除，取下活动义齿后再进行按压；如患者因淹溺或其他如窒息性心脏骤停，建议复苏仍按 CAB（胸外按压、开放气道、人工呼吸）顺序进行；如患者有脉搏无呼吸应开放气道进行人工呼吸，每 2 分钟重新检查脉搏。

二十六、经鼻或口腔吸痰技术操作图解与评分标准

【操作流程】

经鼻或口腔吸痰技术操作

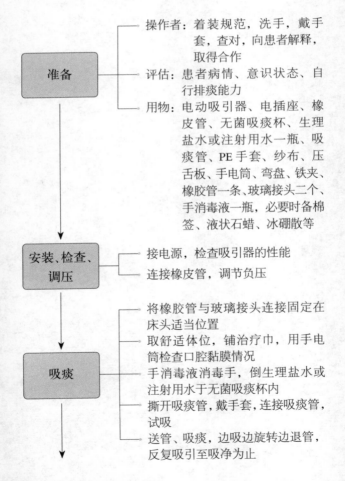

准备	操作者：着装规范，洗手，戴手套，查对，向患者解释，取得合作
	评估：患者病情、意识状态、自行排痰能力
	用物：电动吸引器、电插座、橡皮管、无菌吸痰杯、生理盐水或注射用水一瓶、吸痰管、PE手套、纱布、压舌板、手电筒、弯盘、铁夹、橡胶管一条、玻璃接头二个、手消毒液一瓶，必要时备棉签、液状石蜡、冰硼散等
安装、检查、调压	接电源，检查吸引器的性能
	连接橡皮管，调节负压
吸痰	将橡胶管与玻璃接头连接固定在床头适当位置
	取舒适体位，铺治疗巾，用手电筒检查口腔黏膜情况
	手消毒液消毒手，倒生理盐水或注射用水于无菌吸痰杯内
	撕开吸痰管，戴手套，连接吸痰管，试吸
	送管、吸痰，边吸边旋转边退管，反复吸引至吸净为止

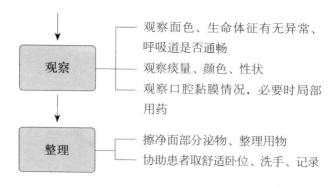

观察 ── 观察面色、生命体征有无异常、
　　　　呼吸道是否通畅
　　　　观察痰量、颜色、性状
　　　　观察口腔黏膜情况，必要时局部
　　　　用药

整理 ── 擦净面部分泌物、整理用物
　　　　协助患者取舒适卧位、洗手、记录

注意 ●

1. 吸痰动作轻、稳、快，每次吸痰时间小于 15 秒。

2. 吸痰导管每管限用一次。

3. 经口吸痰困难者可经鼻吸痰。

4. 负压调节：一般成人 40.0 ~ 53.3kPa，儿童 <40.0kPa。

5. 送管时遇有阻力，上提 1 ~ 2cm 再吸引，严禁带负
　 压送管。

【操作图解】

1. 戴手套，将连接管与玻璃接头及吸痰管紧密连
接，试通畅。

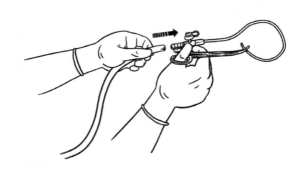

2. 右手持吸引管，左手打开吸引器的开关。

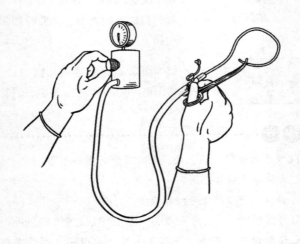

3. 湿润吸痰管的前端。

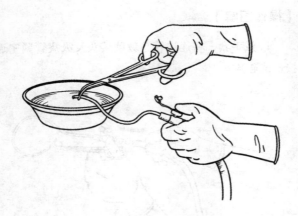

4. 取下吸氧管，左手反折吸痰管末端，右手持吸痰管的前端（适时给予鼓励），将吸痰管轻轻插入咽喉部，吸净鼻咽部的痰液。

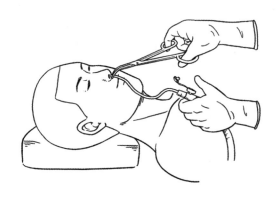

5. 反折吸痰管末端，从鼻腔（或口腔）轻轻插至咽喉部（成人10～15cm），嘱患者深呼吸，待吸气时将吸痰管送至气管内（22～26cm）。松开吸痰管末端，从深部左右旋转、缓慢上提吸引，每次吸痰时间<15秒。

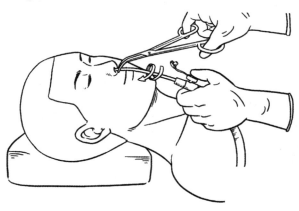

【评分标准】

项目	操作标准	分值	减分细则
操作前准备	1.着装整洁，洗手，戴手套	2	一项不符合要求扣 1 分
	2.用物：中心吸引装置一套（吸痰瓶内放蒸馏水）；一次性吸痰包（内置适当型号一次性吸痰管 1 根、PE 手套 1 副、治疗碗 2 个、无菌纱布、治疗巾、玻璃接头 1 个）、一次性连接管、生理盐水、听诊器、手电筒、弯盘、棉签、碘伏、污物桶，必要时备开口器、舌钳	6	缺一项扣 1 分
	3.用物准备 3 分钟	2	超时 1 分钟扣 2 分
评估	1.评估患者的意识状态、生命体征、吸氧流量	4	评估不全面少一项扣 1 分，未评估不得分
	2.评估患者呼吸道分泌物的量、黏稠度、部位	3	
	3.有无活动性义齿	3	
操作步骤	1.备齐用物，携至床旁，查对治疗护理项目单和腕带（床号、姓名、性别、住院号），问候患者	5	未问候扣 1 分，查对不认真扣 2 分，未查对扣 4 分
	2.舒适与安全：环境清洁、安静、卧位舒适、安全	4	一项不符合要求扣 2 分
	3.向患者或家属解释操作目的，取得合作。协助取合适体位，头偏向一侧，铺治疗巾，消毒瓶挂于合适位置，打开生理盐水瓶，注明开启日期及时间	3	解释不到位扣 1 分，未解释扣 2 分，体位不适扣 1 分，未吸氧扣 2 分
	4.听诊（气管及双肺）是否有痰鸣音，判断痰液的位置及量；检查患者鼻腔，给予高流量氧气吸入	4	一项不符合要求扣 1 分
	5.安装吸引装置，打开开关，检查吸痰装置性能（观察吸力），调节负压（一般成人 40.0～53.3kPa，儿童 <40.0kPa）	6	一项不符合要求扣 2 分

项目	操作标准	分值	减分细则
操作步骤	6.打开一次性吸痰包，取出治疗碗，打开生理盐水瓶，倾倒适量生理盐水。戴手套，将连接管与玻璃接头及吸痰管紧密连接，试通畅	8	未铺治疗巾扣1分，污染一次扣5分，未戴手套扣1分，吸痰管型号不符合要求扣3分，未试吸扣2分
	7.取下吸氧管，左手反折吸痰管末端，右手持吸痰管的前端（适时给予鼓励），将吸痰管轻轻插入咽喉部，吸净鼻咽部的痰液	10	未取下吸氧管扣2分，未反折一次扣2分，吸痰手法不符合要求扣4分，吸痰顺序不对扣2分，未吸净扣3分
	8.反折吸痰管末端，从鼻腔（或口腔）轻轻插至咽喉部（成人10～15cm），嘱患者深呼吸，待吸气时将吸痰管送至气管内（22～26cm）。松开吸痰管末端，从深部左右旋转、缓慢上提吸引，每次吸痰时间<15秒。如需再次吸痰，两次吸引间隔3分钟，间隔期间给予高浓度吸氧。吸痰过程中注意观察吸出物的性状、患者的面色、血氧饱和度、生命体征变化	13	未更换扣5分，送入吸痰管时机不适扣2分，吸痰手法不符合要求扣4分，吸痰时间不符合要求扣2分，吸痰压力不符合要求扣3分，吸痰间隔不符合规范扣2分，间隔时未予吸氧扣2分，未观察患者病情变化扣2分
	9.吸引结束后，给予高流量吸氧	3	未吸氧扣3分
	10.抽吸、冲洗吸痰管道，将吸痰管放入污物桶，关闭吸引开关，协助患者擦净口鼻部，撤治疗巾，摘手套	6	一项不符合要求扣1分
	11.进行肺部听诊，判断吸痰效果。将氧流量调至所需流量。痰液黏稠时，可配合雾化吸入、叩击背部等，以提高吸痰效果	2	一项不符合要求扣1分
	12.协助患者取舒适卧位，再次核对并在治疗护理项目单上签字，记录痰液的量、性状，交代注意事项，整理床单位及用物	4	一项不符合要求扣2分
	13.记录吸痰效果及痰液性状、量	2	记录不全一项扣1分

项目	操作标准	分值	减分细则
评价	1. 操作准确、熟练，查对规范	3	操作不熟练扣 1 分，查对不规范扣 2 分
	2. 与患者沟通有效	4	未有效沟通扣 1 分
	3. 无菌观念强	3	污染三次以上不得分
	4. 在规定时间内完成操作		每超时 1 分钟扣 2 分

二十七、经气管插管／气管切开患者吸痰技术操作图解与评分标准

【操作流程】

经气管插管／气管切开患者吸痰技术操作

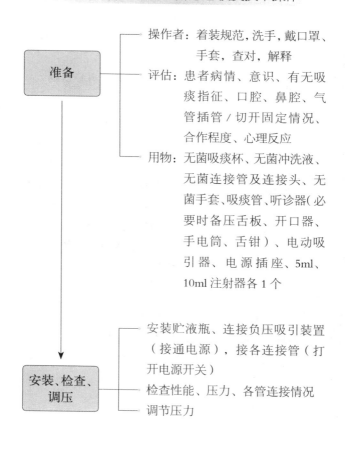

准备
- 操作者：着装规范，洗手，戴口罩、手套，查对，解释
- 评估：患者病情、意识、有无吸痰指征、口腔、鼻腔、气管插管／切开固定情况、合作程度、心理反应
- 用物：无菌吸痰杯、无菌冲洗液、无菌连接管及连接头、无菌手套、吸痰管、听诊器（必要时备压舌板、开口器、手电筒、舌钳）、电动吸引器、电源插座、5ml、10ml 注射器各 1 个

安装、检查、调压
- 安装贮液瓶、连接负压吸引装置（接通电源），接各连接管（打开电源开关）
- 检查性能、压力、各管连接情况
- 调节压力

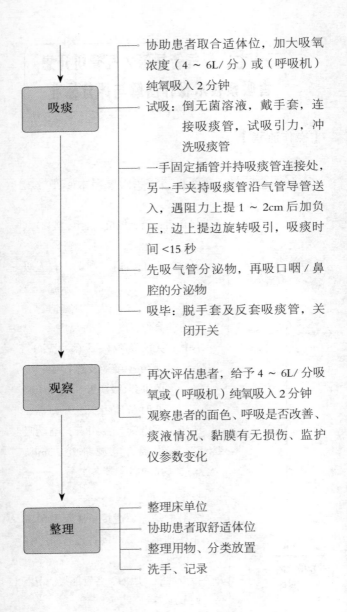

吸痰
— 协助患者取合适体位，加大吸氧浓度（4～6L/分）或（呼吸机）纯氧吸入 2 分钟
— 试吸：倒无菌溶液，戴手套，连接吸痰管，试吸引力，冲洗吸痰管
— 一手固定插管并持吸痰管连接处，另一手夹持吸痰管沿气管导管送入，遇阻力上提 1～2cm 后加负压，边上提边旋转吸引，吸痰时间 <15 秒
— 先吸气管分泌物，再吸口咽 / 鼻腔的分泌物
— 吸毕：脱手套及反套吸痰管，关闭开关

观察
— 再次评估患者，给予 4～6L/ 分吸氧或（呼吸机）纯氧吸入 2 分钟
— 观察患者的面色、呼吸是否改善、痰液情况、黏膜有无损伤、监护仪参数变化

整理
— 整理床单位
— 协助患者取舒适体位
— 整理用物、分类放置
— 洗手、记录

注 意 ●●●●●●●●●●●●●●●●●●●●●●●●●●●●●●●●●●●●●●●

1. 吸痰的指征：患者咳嗽或有呼吸窘迫、听到痰鸣音、呼吸机高压报警、氧分压或氧饱和度突然降低。

2. 操作动作轻、稳、准、快，每次吸痰时间＜15秒，连续吸痰＜3次，吸痰间隔予以纯氧吸入。

3. 吸痰管插入遇阻力时应分析原因，不可粗暴盲插。

4. 吸痰管外径小于气管导管内径的1/2，严禁负压进管。

5. 严格执行无菌操作，吸痰管一用一换，吸口腔与气管内吸痰杯应分开专用。

6. 吸痰过程中密切观察患者的病情变化、生命体征及氧饱和度明显改变时，立即停止吸痰，接呼吸机给予纯氧吸入。

7. 参考教科书压力：成人 0.019 ～ 0.026MPa。

【操作图解】

基本同经鼻或口腔吸痰技术操作。

分离吸痰器与吸引器。

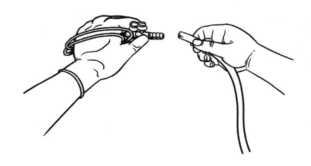

【评分标准】

项目	技术操作标准	分值	减分细则
操作前准备	1. 着装整洁，洗手，戴口罩、手套	2	一项不符合要求扣 1 分
	2. 用物：一次性吸痰包（内置适当型号一次性吸痰管 1 根、PE 手套 1 副、治疗碗 2 个、无菌纱布、治疗巾、玻璃接头 1 个）、生理盐水、碘伏、棉签、听诊器、弯盘、污物桶，必要时备开口器、舌钳	6	缺一项扣 1 分
	3. 用物准备 3 分钟	2	超时 1 分钟扣 2 分
评估	1. 评估患者意识、病情变化、合作程度和心理状态	4	评估不全面少一项扣 1 分，未评估不得分
	2. 了解呼吸机参数设置情况	3	
	3. 评估患者痰液分泌情况	3	
操作步骤	1. 备齐用物，携至床旁，查对治疗护理项目单和腕带（床号、姓名、性别、住院号），清醒者要问候患者	5	未问候扣 1 分，查对不认真扣 2 分，未查对扣 4 分
	2. 舒适与安全：环境清洁、安静，卧位舒适、安全	7	
	3. 清醒患者要解释操作目的，协助取合适体位，给予纯氧 2 分钟。协助取合适体位，头偏向一侧，铺治疗巾，消毒瓶挂于合适位置，打开生理盐水瓶，注明开启日期及时间	4	解释不到位扣 1 分，未解释扣 2 分，体位不适扣 1 分，未予纯氧扣 2 分，未铺治疗巾扣 1 分，一项不符合要求扣 1 分
	4. 检查并打开一次性吸痰包，取出治疗碗放于治疗车上，打开生理盐水瓶，倾倒适量生理盐水	6	检查不全面扣 2 分，未检查扣 3 分，生理盐水量不符合要求扣 1 分
	5. 检查吸引器性能及管道连接是否紧密，调节负压（成人 0.019～0.026MPa）	6	未检查扣 2 分，负压不符合要求扣 4 分

项目	技术操作标准	分值	减分细则
操作步骤	6. 戴手套，将连接管、玻璃接头及吸痰管（根据患者选择吸痰管型号）紧密相连，试通畅	8	未戴手套扣 1 分，连接不紧密一处扣 2 分，未试吸扣 2 分，吸痰管型号不符合要求扣 3 分
	7. 左手反折吸痰管末端，分离呼吸机接头，右手持吸痰管的前端，迅速并轻轻地沿气管导管送入吸痰管，吸痰管遇阻力略上提后加负压，边上提边旋转边吸引，避免在气管内上下提插。时间每次＜15 秒。连续吸痰不超过 3 次，吸痰间隔给予纯氧吸入	12	未反折扣 2 分，吸痰手法不符合要求扣 5 分，吸痰时间不符合要求扣 2 分，吸痰压力不符合要求扣 3 分，未适时鼓励扣 2 分，污染一次扣 5 分，吸痰间隔未给予纯氧扣 2 分，无菌观念不强扣 2 分，连续吸痰次数不符合要求扣 2 分
	8. 吸痰过程中注意观察吸出物的性状、患者的面色、血氧饱和度、生命体征变化	3	未观察扣 3 分，一项未观察扣 1 分
	9. 吸痰结束后立即接呼吸机通气，给予患者 100% 的纯氧 2 分钟，待血氧饱和度升至正常水平后再将氧浓度调至原来水平	6	未立即接呼吸机扣 3 分，未及时吸纯氧扣 3 分，未将氧浓度调至原来水平扣 2 分
	10. 冲洗吸痰管和负压吸引管，将吸痰管放入污物桶，如需再次吸痰应更换吸痰管	2	一项不符合要求扣 1 分
	11. 吸痰完毕，摘手套，关闭吸引开关，撤治疗巾	3	一项不符合要求扣 1 分
	12. 记录吸痰效果及痰液性状、量；生理盐水注明"吸痰用"，放于患者床头桌以备下次再用，24 小时内有效	4	一项不符合要求扣 1 分
	13. 协助患者取舒适卧位，再次核对并签字，整理床单位及用物	4	卧位不适扣 1 分，未整理扣 2 分，漏一件扣 1 分

项目	技术操作标准	分值	减分细则
评价	1. 操作准确、熟练，查对规范	3	操作不熟练扣 1 分，查对不规范扣 2 分
	2. 与患者沟通有效	4	未有效沟通扣 1 分
	3. 无菌观念强	3	污染三次以上不得分
	4. 在规定时间内完成操作		每超时 1 分钟扣 2 分

二十八、心电监护仪的使用技术 操作图解与评分标准

【操作流程】

心电监护仪的使用技术操作

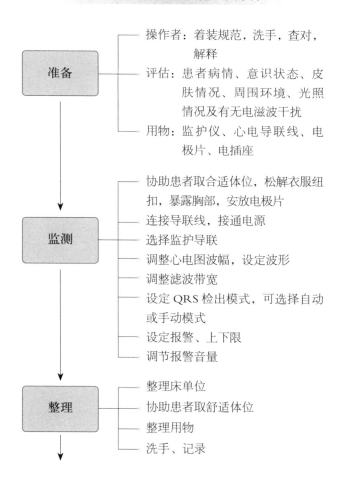

准备
- 操作者：着装规范，洗手，查对，解释
- 评估：患者病情、意识状态、皮肤情况、周围环境、光照情况及有无电滋波干扰
- 用物：监护仪、心电导联线、电极片、电插座

监测
- 协助患者取合适体位，松解衣服纽扣，暴露胸部，安放电极片
- 连接导联线，接通电源
- 选择监护导联
- 调整心电图波幅，设定波形
- 调整滤波带宽
- 设定 QRS 检出模式，可选择自动或手动模式
- 设定报警、上下限
- 调节报警音量

整理
- 整理床单位
- 协助患者取舒适体位
- 整理用物
- 洗手、记录

1. 密切观察心电图波形，及时处理干扰和电极脱落。
2. 告知患者和家属避免在监测仪附近使用手机，以免干扰监测波形。
3. 正确设定报警界限，不能关闭报警声音。
4. 定期观察患者粘贴电极片处的皮肤，定时更换电极片和电极片位置，贴电极片时注意避开除颤的位置。
5. 对躁动患者，应当固定好电极和导线，避免打折、缠绕、脱位。

【操作图解】

　　按照监护仪标识要求将电极片贴于患者胸部正确位置，避开伤口，必要时应当避开除颤部位，固定好导联线。

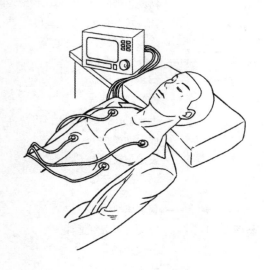

【评分标准】

项目	操作标准	分值	减分细则
操作前准备	1. 着装整洁，洗手，戴口罩	3	一项不符合要求扣 1 分
	2. 用物：多参数监护仪、一次性电极片、75% 乙醇、棉签、纱布、污物桶、TPR 记录单、笔	5	缺一项扣 1 分
	3. 用物准备 3 分钟	2	超时 1 分钟扣 2 分
评估	1. 评估患者意识状态及皮肤情况、吸氧流量	4	评估不全面少一项扣 1 分，未评估不得分
	2. 评估局部皮肤或者指（趾）甲情况	3	
	3. 评估患者周围环境、光照情况及有无电磁波干扰	3	
操作步骤	1. 备齐用物，携至床旁，查对治疗护理项目单和腕带（床号、姓名、性别、住院号），问候患者	5	未问候扣 1 分，查对不认真扣 2 分，未查对扣 4 分
	2. 向患者解释操作目的，取得合作；拉上床幔或酌情遮挡屏风	4	解释不到位扣 2 分，未解释扣 4 分。未遮挡扣 2 分
	3. 舒适与安全：环境清洁、安静，光线明亮；患者卧位舒适、安全	3	一项不符合要求扣 1 分
	4. 检查导线连接是否正常，接通电源，打开监护仪，检查机器性能，根据不同仪器操作提示进入监护程序	4	一项不符合要求扣 1 分
	5. 摆好患者体位，暴露患者胸部	3	体位不符合要求扣 2 分，暴露过多或过少各扣 1 分
	6. 用 75% 乙醇清洁皮肤、脱脂，待干	2	一项不符合要求扣 1 分
	7. 将电极片正确连接监护仪导联线	2	连接不紧密一处扣 1 分

续表

项目	操作标准	分值	减分细则
操作步骤	8. 按照监护仪标识要求将电极片贴于患者胸部正确位置，避开伤口，必要时应当避开除颤部位，固定好导联线	8	导联线与位置不符一处扣 2 分，电极片位置不正确一处扣 2 分，未避开伤口及除颤部位扣 2 分，导联线打折缠绕扣 2 分
	9. 选择合适导联，保证监测波形清晰、无干扰，根据病情设置合理的报警界限、音量及间隔时间等	4	导联选择不符合要求扣 2 分，参数设置不符合要求一处扣 2 分
	10. 调至主屏，监测患者心率，心律的变化，并记录心电图及监护开始时间	6	记录不全一处扣 2 分
	11. 注意询问患者感受	2	未询问扣 2 分
	12. 再次核对并签字，交代注意事项	8	未核对扣 2 分，未签字扣 2 分，交代不全扣 2 分，未交代扣 2 分
	13. 协助患者取舒适卧位，整理床单位及用物	4	卧位不适扣 2 分，未整理扣 2 分
	14. 停止监测：患者病情稳定，遵医嘱停用，向患者解释，取得配合，记录心电图，关闭监护仪开关，断开电源，撤除导联线和电极片，清洁皮肤，协助舒适卧位，整理衣物，记录停止时间	15	未解释扣 2 分，未清洁皮肤扣 2 分，未记录时间扣 5 分，未记录心电图扣 2 分
评价	1. 操作准确、熟练，查对规范	3	操作不熟练扣 1 分，查对不规范扣 2 分
	2. 与患者沟通有效	4	未有效沟通扣 1 分
	3. 无菌观念强	3	无菌观念差酌情扣 1～2 分
	4. 在规定时间内完成操作		每超时 1 分钟扣 2 分

二十九、血氧饱和度监测技术操作图解与评分标准

【操作流程】

血氧饱和度监测技术操作

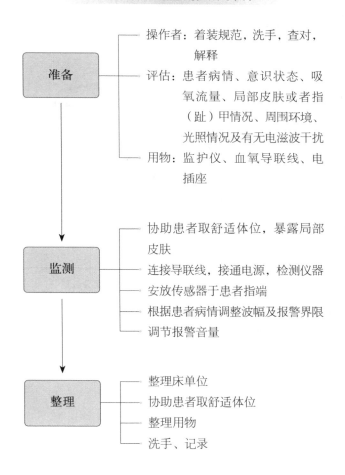

准备
- 操作者：着装规范，洗手，查对，解释
- 评估：患者病情、意识状态、吸氧流量、局部皮肤或者指（趾）甲情况、周围环境、光照情况及有无电滋波干扰
- 用物：监护仪、血氧导联线、电插座

监测
- 协助患者取舒适体位，暴露局部皮肤
- 连接导联线，接通电源，检测仪器
- 安放传感器于患者指端
- 根据患者病情调整波幅及报警界限
- 调节报警音量

整理
- 整理床单位
- 协助患者取舒适体位
- 整理用物
- 洗手、记录

1. 观察监测结果，发现异常及时报告医生。

2. 下列情况可以影响监测结果：患者有休克、体温过低、使用血管活性药物及贫血等；周围环境光照太强、电磁干扰及涂指甲油等。

3. 注意为患者保暖，体温过低时，采取保暖措施。

4. 观察患者局部及指（趾）甲情况，定时更换传感器位置。

【操作图解】

血氧饱和度指夹位置。

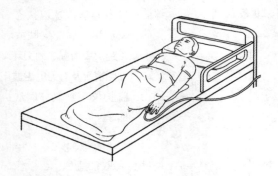

【评分标准】

项目	操作标准	分值	减分细则
操作前准备	1.着装规范，洗手，戴口罩	3	一项不符合要求扣 1 分
	2.用物：监护仪、血氧导联线、电插座	3	缺一项扣 1 分
	3.用物准备 3 分钟	2	超时 1 分钟扣 2 分

项目	操作标准	分值	减分细则
评估	1.评估患者病情、意识、吸氧流量	3	评估不全面少一项扣1分，未评估不得分
	2.评估局部皮肤或指（趾）甲情况	3	
	3.评估患者周围环境、光照情况及有无电磁波干扰	3	
操作步骤	1.备齐用物，携至床边，查对治疗护理项目单和腕带（床号、姓名、性别、住院号）	3	查对不认真扣2分，未查对扣3分
	2.协助患者取舒适体位，暴露局部皮肤	5	体位不正确扣5分
	3.检查导线连接是否正常，接通电源，检查仪器性能	15	一项不符合要求扣5分
	4.清洁患者局部皮肤及指（趾）甲，将传感器正确安放于患者手指、足趾或者耳廓处，使其光源透过局部组织，保证接触良好	10	一项不符合要求扣5分
	5.根据患者病情调整波幅及报警界限，调节报警音量	35	不会脉冲波敏感度及波幅调整扣5分，不会设定报警界限扣10分，不会调节报警音量扣5分，血氧饱和度数值监测不成功扣15分
	6.记录监测数值，协助患者取舒适卧位，整理床单位及用物	5	未记录扣2分，卧位不适扣2分，未整理扣1分
评价	1.操作准确、熟练，查对规范	3	操作不熟练扣1分，查对不规范扣2分
	2.与患者沟通有效	4	未有效沟通扣2分
	3.在规定时间内完成操作	3	每超时1分钟扣2分

三十、输液泵/微量泵的使用技术操作图解与评分标准

【操作流程】

（一）输液泵使用技术

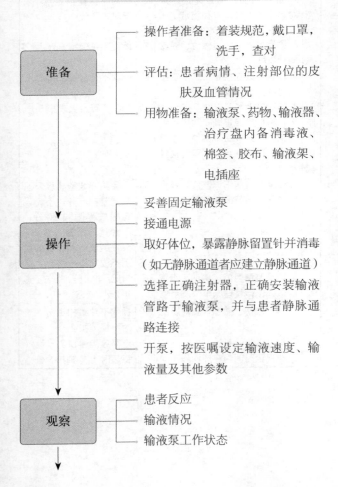

准备
- 操作者准备：着装规范，戴口罩，洗手，查对
- 评估：患者病情、注射部位的皮肤及血管情况
- 用物准备：输液泵、药物、输液器、治疗盘内备消毒液、棉签、胶布、输液架、电插座

操作
- 妥善固定输液泵
- 接通电源
- 取好体位，暴露静脉留置针并消毒（如无静脉通道者应建立静脉通道）
- 选择正确注射器，正确安装输液管路于输液泵，并与患者静脉通路连接
- 开泵，按医嘱设定输液速度、输液量及其他参数

观察
- 患者反应
- 输液情况
- 输液泵工作状态

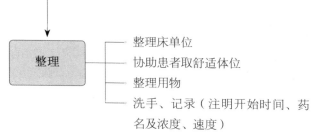

整理
- 整理床单位
- 协助患者取舒适体位
- 整理用物
- 洗手、记录（注明开始时间、药名及浓度、速度）

1. 正确设定输液速度及其他必需参数，防止设定错误延误治疗。

2. 随时了解输液泵工作状态，及时排除报警、故障，保证药液准确输入。

3. 注意观察穿刺部位皮肤情况，严防液体外渗，出现外渗时给予相应处理。

4. 告知患者输液时肢体不能进行剧烈活动。

（二）微量泵使用技术

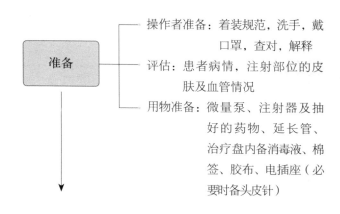

准备
- 操作者准备：着装规范，洗手，戴口罩，查对，解释
- 评估：患者病情，注射部位的皮肤及血管情况
- 用物准备：微量泵、注射器及抽好的药物、延长管、治疗盘内备消毒液、棉签、胶布、电插座（必要时备头皮针）

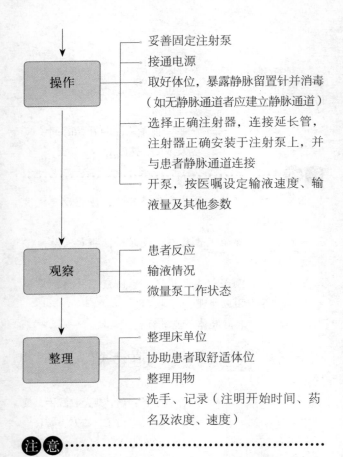

操作
— 妥善固定注射泵
— 接通电源
— 取好体位，暴露静脉留置针并消毒
（如无静脉通道者应建立静脉通道）
— 选择正确注射器，连接延长管，
注射器正确安装于注射泵上，并
与患者静脉通道连接
— 开泵，按医嘱设定输液速度、输
液量及其他参数

观察
— 患者反应
— 输液情况
— 微量泵工作状态

整理
— 整理床单位
— 协助患者取舒适体位
— 整理用物
— 洗手、记录（注明开始时间、药
名及浓度、速度）

注意 ••••••••••••••••••••••••••••••••••••

1. 正确设定输液速度及其他必需参数，防止设定错误
延误治疗。
2. 随时了解微量泵工作状态，及时排除报警、故障，
保证药液准确输入。
3. 注意观察穿刺部位皮肤情况，严防液体外渗，出现
外渗时给予相应处理。
4. 告知患者输液时肢体不能进行剧烈活动。

【操作图解】

1. 打开输液辅助用导管，连接于注射器上，排尽空气。

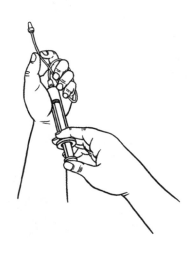

2. 打开输注泵盖。

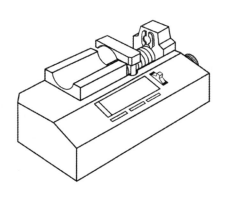

3. 打开注射器夹。

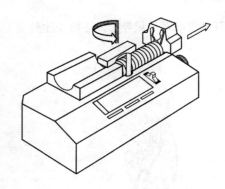

4. 放于输注泵注射器安全支架上。

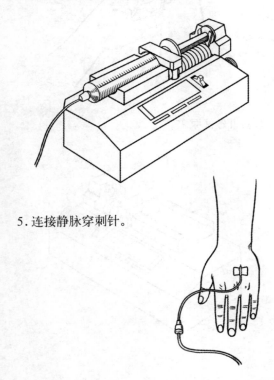

5. 连接静脉穿刺针。

【评分标准】

（一）输液泵使用技术操作考核评分标准

项目	操作标准	分值	减分细则
操作前准备	1. 着装整洁，洗手，戴口罩	3	一项不符合要求扣 1 分
	2. 用物：输液泵、输入药物、一次性输液器、止血带、垫巾、棉签、碘伏、输液贴、弯盘、输液架，必要时备电插盘	5	缺一项扣 1 分
	3. 用物准备 3 分钟	2	超时 1 分钟扣 2 分
评估	1. 评估患者的身体状况及合作程度	5	评估不全面少一项扣 1 分，未评估不得分
	2. 评估患者注射部位皮肤及血管情况	5	
操作步骤	1. 备齐用物，携至床旁，查对治疗护理项目单和腕带（床号、姓名、性别、住院号），问候患者	5	未问候扣 1 分，查对不认真扣 2 分，未查对扣 4 分
	2. 向患者解释操作目的和配合方法，询问大小便，备输液贴。选择血管，垫小枕	4	解释不到位扣 1 分，未解释扣 2 分，未询问大小便及备胶布各扣 1 分
	3. 安全与舒适：环境清洁、安静、光线明亮，患者舒适、安全	3	一项不符合要求扣 1 分
	4. 检查并接通电源，选择正确注射器，将输液泵妥善固定，检查机器性能	4	输液泵固定不妥当扣 2 分，未检查扣 2 分
	5. 检查液体，消毒瓶塞	4	检查不全扣 1 分，未检查扣 2 分，消毒不严密扣 1 分。污染一处扣 5 分，横跨一处扣 2 分
	6. 检查并打开输液器，将输液器针头插入瓶塞至针头根部，挂于输液架上，一次排气成功，将调节夹调至茂菲氏滴管下方约 10cm 处	6	未检查扣 2 分，未插入针根部扣 1 分，一次排气不成功扣 5 分，未对光检查扣 2 分

项目	操作标准	分值	减分细则
操作步骤	7. 打开泵门，将钳口打开，然后将输液器依次按方向嵌入泵内，关上泵门，将感应夹夹在茂菲氏滴管上端	4	一项不符合要求扣 1 分
	8. 打开输液器调节夹，打开电源开关，泵自动通过检测后进入初始状态	3	一项不符合要求扣 2 分
	9. 根据医嘱设置输液总量、流量及时间，然后按"启动/停止"键启动，检查机器工作情况，再次按键停止	12	参数设置不符合要求一项扣 3 分，未检查扣 2 分
	10. 消毒皮肤，范围直径不小于 5cm，穿刺部位上方 6cm 处扎止血带，嘱握拳	5	选择血管不符合要求扣 2 分，扎止血带不符合要求扣 1 分，消毒不符合要求扣 2 分
	11. 再次核对	2	核对不全扣 1 分，未核对扣 2 分
	12. 穿刺前适时给予鼓励，穿刺成功后松止血带、打开调节夹、松拳，按"启动/停止"键开始输液，输液贴妥善固定。观察输注是否通畅及患者的反应	10	穿刺不成功扣 10 分，未及时按"启动/停止"键扣 2 分，输液贴固定不妥当扣 1 分，未安慰、鼓励患者扣 2 分，未观察扣 2 分
	13. 再次核对并签字，注明开始时间、药名及浓度、速度	2	核对不全扣 1 分，未核对扣 2 分
	14. 协助患者取舒适卧位，交代注意事项	3	卧位不适扣 1 分，交代不全扣 1 分，未交代扣 2 分
	15. 整理床单位及用物	3	未整理扣 2 分，漏一件扣 1 分
评价	1. 操作准确、熟练，查对规范	3	操作不熟练扣 1 分，查对不规范扣 2 分
	2. 与患者沟通有效	4	未有效沟通扣 1 分
	3. 无菌观念强	3	污染三次以上不得分
	4. 在规定时间内完成操作		每超时 1 分钟扣 2 分

（二）微量泵使用技术操作考核评分标准

项目	操作标准	分值	减分细则
操作前准备	1. 着装整洁，洗手，戴口罩	3	一项不符合要求扣1分
	2. 用物：微量注射泵、微量泵泵管、泵入药物、头皮针、止血带、垫巾、棉签、碘伏、输液贴、弯盘、输液架、必要时备电插座	5	缺一项扣1分
	3. 用物准备3分钟	2	超时1分钟扣2分
评估	1. 评估患者的身体状况及合作程度	5	评估不全面少一项扣1分，未评估不得分
	2. 评估患者注射部位皮肤及血管情况	5	
操作步骤	1. 备齐用物，携至床旁，查对治疗护理项目单和腕带（床号、姓名、性别、住院号），问候患者	5	未问候扣1分，查对不认真扣2分，未查对扣4分
	2. 向患者解释操作目的及配合方法，询问大小便，备输液贴。选择血管，垫小枕	4	解释不到位扣1分，未解释扣2分，未询问大小便及备胶布各扣1分
	3. 安全与舒适：环境清洁、安静、光线明亮；患者舒适、安全	3	一项不符合要求扣1分
	4. 注射泵妥善固定，连接电源，检查机器性能	6	一项不符合要求扣2分
	5. 检查药物和微量泵泵管，选择正确注射器，打开泵管并与注射器连接，连接头皮针，排空泵管及注射器内的空气	12	未检查一项扣2分，一次排气不成功扣5分，未对光检查扣2分，污染一处扣5分，横跨一处扣2分
	6. 将注射器安装入微量泵槽内，固定妥当	2	未妥当固定扣2分
	7. 根据医嘱设置注射总量和注射速度	8	参数设置不符合要求一项扣4分

项目	操作标准	分值	减分细则
操作步骤	8. 消毒皮肤，直径不小于5cm，穿刺部位上方6cm处扎止血带，嘱握拳	5	选择血管不符合要求扣2分，扎止血带不符合要求扣1分，消毒不符合要求扣2分
	9. 再次核对	2	核对不全扣1分，未核对扣2分
	10. 穿刺前适时给予鼓励，穿刺成功后松止血带、打开调节夹、松拳，按"启动/停止"键开始输入，输液贴固定。观察输注是否通畅及患者的反应	15	穿刺不成功扣10分，未及时按"启动/停止"键扣2分，输液贴固定不妥当扣1分，未安慰鼓励患者扣2分，未观察扣2分
	11. 再次核对并签字，注明开始时间、药名及浓度、速度	2	核对不全扣1分，未核对扣2分
	12. 协助患者取舒适卧位，交代注意事项	4	卧位不适扣1分，交代不全扣1分，未交代扣2分
	13. 整理床单位及用物	2	未整理扣2分，漏一件扣1分
评价	1. 操作准确、熟练，查对规范	3	操作不熟练扣1分，查对不规范扣2分
	2. 与患者沟通有效	4	未有效沟通扣1分
	3. 无菌观念强	3	污染三次以上不得分
	4. 在规定时间内完成操作		每超时1分钟扣2分

三十一、非同步心脏电除颤术操作图解与评分标准

【操作流程】

非同步心脏电除颤术操作

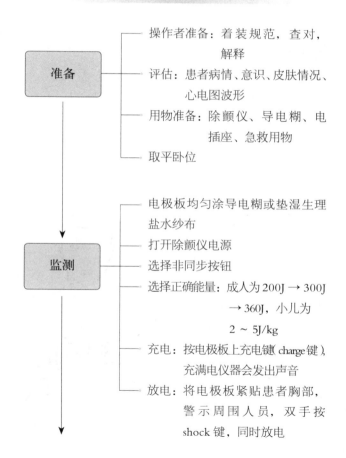

准备
- 操作者准备：着装规范，查对，解释
- 评估：患者病情、意识、皮肤情况、心电图波形
- 用物准备：除颤仪、导电糊、电插座、急救用物
- 取平卧位

监测
- 电极板均匀涂导电糊或垫湿生理盐水纱布
- 打开除颤仪电源
- 选择非同步按钮
- 选择正确能量：成人为200J → 300J → 360J，小儿为 2 ~ 5J/kg
- 充电：按电极板上充电键（charge键），充满电仪器会发出声音
- 放电：将电极板紧贴患者胸部，警示周围人员，双手按shock键，同时放电

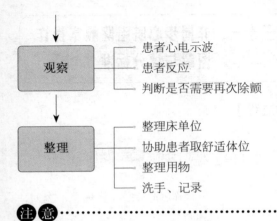

观察 —— 患者心电示波
—— 患者反应
—— 判断是否需要再次除颤

整理 —— 整理床单位
—— 协助患者取舒适体位
—— 整理用物
—— 洗手、记录

注 意 ••••••••••••••••••••••••••••••••••••••

1. 操作时保持手干燥，除颤部位无潮湿、无敷料，如患者带植入性起搏器，应避开至少 10cm。

2. 忌电极板对空放电或相向放电。

3. 除颤前确定周围人员无直接或间接与患者接触。

4. 操作者身体不能与患者接触，不能与金属物品接触。

5. 保持除颤仪完好备用。

【操作图解】

左手电极板置于胸骨右缘第二肋间，右手电极板置于心尖部（左腋前线第五肋间），电极板与皮肤紧密接触，保证导电良好（如患者大量出汗，应迅速将胸部擦干），压力适当。

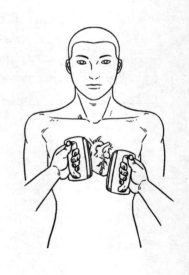

【评分标准】

项目	操作标准	分值	减分细则
操作前准备	1. 着装整齐，洗手，戴口罩	3	一项不符合要求扣 1 分
	2. 用物准备: 除颤仪、导电糊、纱布、弯盘	5	缺一项扣 1 分
	3. 用物准备 3 分钟	2	超时 1 分钟扣 2 分
评估	1. 评估患者病情状况	5	评估不全面少一项扣 1 分，未评估不得分
	2. 评估患者意识、心电图状况以及是否有室颤波	5	
操作步骤	1. 呼叫患者、判断意识	4	一项不符合要求扣 2 分
	2. 舒适与安全: 周围环境宽敞、安全，光线明亮	4	一项不符合要求扣 1 分
	3. 迅速携除颤仪到床旁，检查电极板是否完好，连线是否正确，打开除颤仪电源开关，观察电量是否充足	6	未打开开关扣 2 分，未检查扣 3 分
	4. 协助患者平卧，头偏向一侧，解除患者身上导电物质，解开衣扣暴露胸部，贴电极片，监测患者心律，确认是否为室颤	6	未观察扣 3 分，未偏向一侧扣 2 分，未解除导电物质扣 2 分，未确定室颤扣 2 分
	5. 选择非同步除颤方式，生理盐水纱布擦净除颤部位	3	未选择非同步扣 3 分
	6. 电极板涂导电糊或垫生理盐水纱布。准确选出所需除颤电量	5	能量选择不正确扣 3 分。未涂抹导电糊扣 2 分
	7. 左手电极板置于胸骨右缘第二肋间，右手电极板置于心尖部（左腋前线第五肋间），电极板与皮肤紧密接触，保证导电良好（如患者大量出汗，应迅速将胸部擦干），压力适当	12	部位不准确一处扣 5 分，电极板未避开电极片一处扣 3 分，接触不严密 2 分，有汗未擦干扣 2 分
	8. 再次观察心电示波，确认室颤，充电	6	未观察扣 3 分，充电方法不正确扣 3 分，未充电扣 6 分

项目	操作标准	分值	减分细则
操作步骤	9.操作员与患者保持一定距离，清场，确认没有人接触床边，双手拇指同时按压放电键电击除颤	10	操作员未离开床边扣3分，未清场扣3分，放电不正确扣10分
	10.观察除颤仪上的波形变化，监测患者心律是否转为窦性，若无效，可加大电极能量，重复除颤，但最大不超过360J	6	未观察扣3分。除颤无效处置不正确扣3分
	11.如转复成功，关机。用干纱布擦净患者胸部皮肤，协助整理衣物，盖被，轻唤患者，安慰患者	4	未整理扣2分，用物漏一件扣1分
	12.用监护仪密切监测心律变化，做好抢救记录	4	一项不符合要求扣2分
评价	1.操作准确、熟练	3	操作不熟练扣1～2分
	2.急救意识强	4	急救意识差酌情扣1～2分
	3.无菌观念强	3	无菌观念差酌情扣1～2分
	4.在规定时间内完成操作		每超时1分钟扣2分

三十二、轴线翻身技术操作图解 与评分标准

【操作流程】

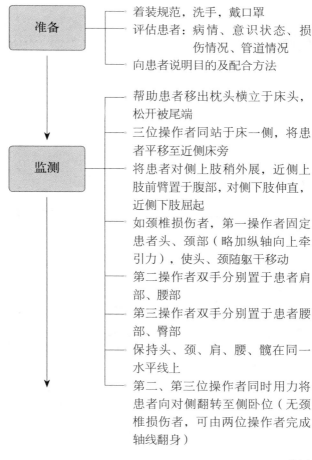

轴线翻身技术操作

准备	── 着装规范，洗手，戴口罩
	── 评估患者：病情、意识状态、损伤情况、管道情况
	── 向患者说明目的及配合方法

监测	── 帮助患者移出枕头横立于床头，松开被尾端
	── 三位操作者同站于床一侧，将患者平移至近侧床旁
	── 将患者对侧上肢稍外展，近侧上肢前臂置于腹部，对侧下肢伸直，近侧下肢屈起
	── 如颈椎损伤者，第一操作者固定患者头、颈部（略加纵轴向上牵引力），使头、颈随躯干移动
	── 第二操作者双手分别置于患者肩部、腰部
	── 第三操作者双手分别置于患者腰部、臀部
	── 保持头、颈、肩、腰、髋在同一水平线上
	── 第二、第三位操作者同时用力将患者向对侧翻转至侧卧位（无颈椎损伤者，可由两位操作者完成轴线翻身）

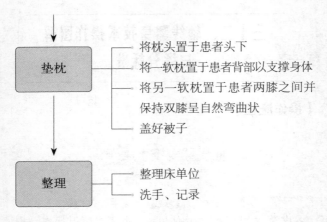

垫枕	将枕头置于患者头下
	将一软枕置于患者背部以支撑身体
	将另一软枕置于患者两膝之间并保持双膝呈自然弯曲状
	盖好被子

整理	整理床单位
	洗手、记录

 注 意 ••••••••••••••••••••••••••••••••••••••

1. 翻身时，注意保持脊柱平直，翻身角度不超过 60°。

2. 有颈椎损伤时，勿扭曲或旋转患者头部。

3. 防止坠床。

4. 注意保暖。

5. 准确记录翻身时间。

【操作图解】

　　1. 三名护士站于患者同侧，将患者平移至操作者

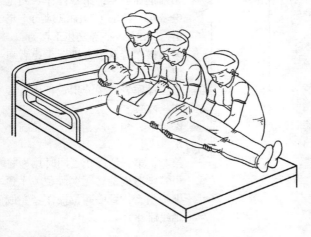

同侧床旁。使头、颈、肩、腰、髋保持同一水平线，一起缓慢移动，翻转至侧卧位，翻身角度不可超过60°（患者无颈椎损伤时，可由两名护士完成轴线翻身）。翻身过程中注意询问患者感受，保证安全。

2. 将一软枕放于患者背部，另一软枕放于两膝之间，并使双膝呈自然屈曲状。

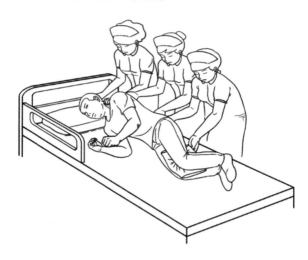

【评分标准】

项目	操作标准	分值	减分细则
操作前准备	1. 着装整洁，洗手，戴口罩 2. 用物：软枕两个 3. 用物准备3分钟	3 5 2	一项不符合要求扣1分 缺一项扣1分 超时1分钟扣2分
评估	1. 了解患者病情、意识状态及配合能力 2. 观察患者损伤部位、伤口情况和管道情况	5 5	评估不全面少一项扣1分，未评估不得分

续表

项目	操作标准	分值	减分细则
操作步骤	1. 备齐用物，推至床旁，查对治疗护理项目单和腕带（床号、姓名、性别、住院号），问候患者	5	未问候扣 1 分，查对不认真扣 2 分，未查对扣 4 分
	2. 向患者解释操作目的，取得合作	4	解释不到位扣 2 分，未解释扣 4 分
	3. 安全与舒适：环境整洁、安静；患者体位舒适、安全，床幔或屏风遮挡	3	一项不符合要求扣 1 分
	4. 帮患者移去枕头，松开被尾（适时给予鼓励）	4	未移枕头扣 1 分，未松开床尾扣 1 分。未安慰、鼓励患者扣 2 分
	5. 妥善固定伤口及各种管道	4	未固定伤口及管道扣 4 分
	6. 三名护士站于患者同侧，将患者平至操作者同侧床旁	6	一项不符合要求扣 2 分
	7. 患者有颈椎损伤时，一名护士固定患者头部，沿纵轴向上略加牵引，使头颈随躯干一起缓慢移动	6	一项不符合要求扣 2 分
	8. 第二名护士将双手分别置于患者肩部及腰部	4	一项不符合要求扣 2 分
	9. 第三名护士双手分别置于腰部及臀部	4	一项不符合要求扣 2 分
	10. 使头、颈、肩、腰、髋保持同一水平线，一起缓慢移动，翻转至侧卧位，翻身角度不可超过 60°（患者无颈椎损伤时，可由两名护士完成轴线翻身）。翻身过程中注意询问患者感受，保证安全	14	一项不符合要求扣 4 分
	11. 将一软枕放于患者背部，另一软枕放于两膝之间，并使双膝呈自然屈曲状	6	一项不符合要求扣 2 分

项目	操作标准	分值	减分细则
操作步骤	12.观察伤口并妥善固定各种管道，整理床单位，再次核对并签字，交代注意事项	6	未观察扣2分，管道固定不妥当扣2分，未整理扣2分，交代不全扣1分，未交代扣2分
	13.记录翻身时间及皮肤状况，整理用物	4	未记录扣2分，漏一件扣1分
评价	1.操作准确、熟练，查对规范	3	操作不熟练扣1分，查对不规范扣2分
	2.与患者沟通有效	4	未有效沟通扣1分
	3.无菌观念强	3	无菌观念差酌情扣1～2分
	4.在规定时间内完成操作		每超时1分钟扣2分

三十三、患者搬运法操作图解与评分标准

【操作流程】

（一）一人协助患者移向床头技术

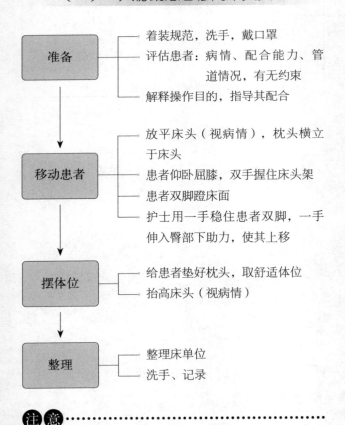

准备
- 着装规范，洗手，戴口罩
- 评估患者：病情、配合能力、管道情况，有无约束
- 解释操作目的，指导其配合

移动患者
- 放平床头（视病情），枕头横立于床头
- 患者仰卧屈膝，双手握住床头架
- 患者双脚蹬床面
- 护士用一手稳住患者双脚，一手伸入臀部下助力，使其上移

摆体位
- 给患者垫好枕头，取舒适体位
- 抬高床头（视病情）

整理
- 整理床单位
- 洗手、记录

注意

1. 注意遵循节力原则。

2. 动作轻稳，患者安全、舒适。

（二）两人协助患者移向床头技术

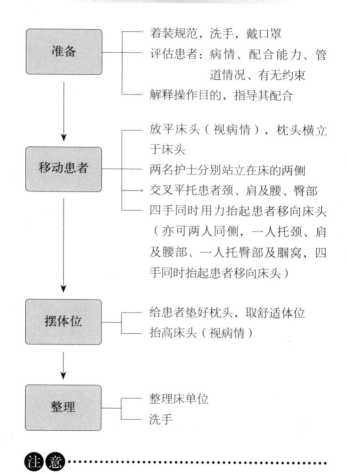

准备
- 着装规范，洗手，戴口罩
- 评估患者：病情、配合能力、管道情况、有无约束
- 解释操作目的，指导其配合

移动患者
- 放平床头（视病情），枕头横立于床头
- 两名护士分别站立在床的两侧
- 交叉平托患者颈、肩及腰、臀部
- 四手同时用力抬起患者移向床头（亦可两人同侧，一人托颈、肩及腰部、一人托臀部及腘窝，四手同时抬起患者移向床头）

摆体位
- 给患者垫好枕头，取舒适体位
- 抬高床头（视病情）

整理
- 整理床单位
- 洗手

注意 ●●●●●●●●●●●●●●●●●●●●●●●●●●●

1.注意遵循节力原则。

2.动作轻稳。患者安全、舒适。

（三）一人过床技术

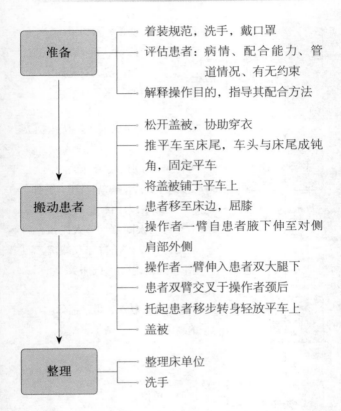

准备	— 着装规范，洗手，戴口罩
	— 评估患者：病情、配合能力、管道情况、有无约束
	— 解释操作目的，指导其配合方法

搬动患者	— 松开盖被，协助穿衣
	— 推平车至床尾，车头与床尾成钝角，固定平车
	— 将盖被铺于平车上
	— 患者移至床边，屈膝
	— 操作者一臂自患者腋下伸至对侧肩部外侧
	— 操作者一臂伸入患者双大腿下
	— 患者双臂交叉于操作者颈后
	— 托起患者移步转身轻放平车上
	— 盖被

| 整理 | — 整理床单位 |
| | — 洗手 |

注意 ••••••••••••••••••••••••••••••••

1. 注意遵循节力原则。
2. 动作轻稳。保证患者安全、舒适。
3. 患者头部置于平车的大轮端。
4. 推车时车速适宜；护士站在患者头侧，以观察病情。下坡时患者头部应在高处一端。
5. 对骨折患者，要固定好骨折部位。
6. 搬运过程，要保证各管道的通畅。

（四）两人过床技术

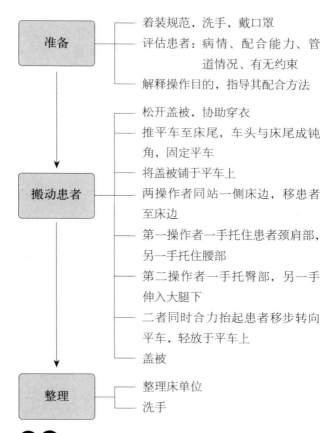

准备	— 着装规范，洗手，戴口罩
	— 评估患者：病情、配合能力、管道情况、有无约束
	— 解释操作目的，指导其配合方法

搬动患者
- 松开盖被，协助穿衣
- 推平车至床尾，车头与床尾成钝角，固定平车
- 将盖被铺于平车上
- 两操作者同站一侧床边，移患者至床边
- 第一操作者一手托住患者颈肩部，另一手托住腰部
- 第二操作者一手托臀部，另一手伸入大腿下
- 二者同时合力抬起患者移步转向平车，轻放于平车上
- 盖被

整理
- 整理床单位
- 洗手

注意 ••••••••••••••••••••••••••••••••••••

1. 注意遵循节力原则。
2. 动作轻稳。保证患者安全、舒适。
3. 患者头部置于平车的大轮端。
4. 推车时车速适宜；护士站在患者头侧，以观察病情。下坡时患者头部应在高处一端。
5. 对骨折患者，要固定好骨折部位。
6. 搬运过程，要保证各管道的通畅。

（五）三人过床技术

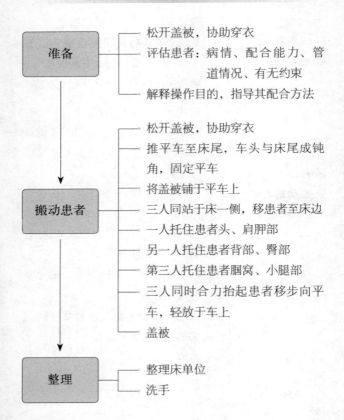

准备
— 松开盖被，协助穿衣
— 评估患者：病情、配合能力、管道情况、有无约束
— 解释操作目的，指导其配合方法

搬动患者
— 松开盖被，协助穿衣
— 推平车至床尾，车头与床尾成钝角，固定平车
— 将盖被铺于平车上
— 三人同站于床一侧，移患者至床边
— 一人托住患者头、肩胛部
— 另一人托住患者背部、臀部
— 第三人托住患者腘窝、小腿部
— 三人同时合力抬起患者移步向平车，轻放于车上
— 盖被

整理
— 整理床单位
— 洗手

 注 意 ●●●●●●●●●●●●●●●●●●●●●●●●●●●●●●●●

1. 注意遵循节力原则。
2. 动作轻稳，保证患者安全、舒适。
3. 患者头部置于平车的大轮端。
4. 推车时车速适宜；护士站在患者头侧，以观察病情，下坡时患者头部应在高处一端。
5. 对骨折患者，要固定好骨折部位。
6. 搬运过程，要保证各管道的通畅。

（六）"过床易"操作技术

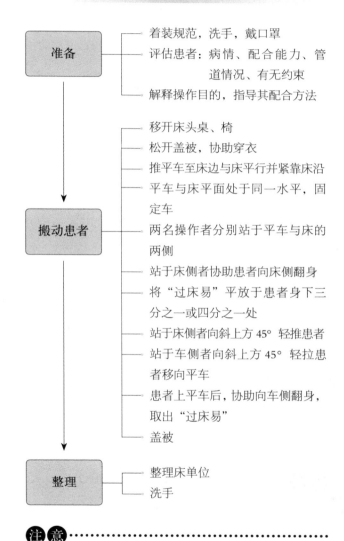

准备
- 着装规范，洗手，戴口罩
- 评估患者：病情、配合能力、管道情况、有无约束
- 解释操作目的，指导其配合方法

搬动患者
- 移开床头桌、椅
- 松开盖被，协助穿衣
- 推平车至床边与床平行并紧靠床沿
- 平车与床平面处于同一水平，固定车
- 两名操作者分别站于平车与床的两侧
- 站于床侧者协助患者向床侧翻身
- 将"过床易"平放于患者身下三分之一或四分之一处
- 站于床侧者向斜上方 45° 轻推患者
- 站于车侧者向斜上方 45° 轻拉患者移向平车
- 患者上平车后，协助向车侧翻身，取出"过床易"
- 盖被

整理
- 整理床单位
- 洗手

注 意 ••

1.注意遵循节力原则。

2.动作轻稳。保证患者安全、舒适。

3. 患者头部置于平车的大轮端。

4. 推车时车速适宜；护士站在患者头侧，以观察病情。
   下坡时患者头部应在高处一端。

5. 对骨折患者，要固定好骨折部位。

6. 搬运过程，要保证各管道的通畅。

（七）协助患者由床上移至平车技术

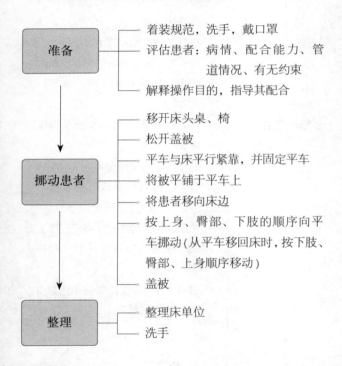

准备	—— 着装规范，洗手，戴口罩
	—— 评估患者：病情、配合能力、管道情况、有无约束
	—— 解释操作目的，指导其配合

挪动患者	—— 移开床头桌、椅
	—— 松开盖被
	—— 平车与床平行紧靠，并固定平车
	—— 将被平铺于平车上
	—— 将患者移向床边
	—— 按上身、臀部、下肢的顺序向平车挪动(从平车移回床时，按下肢、臀部、上身顺序移动)
	—— 盖被

| 整理 | —— 整理床单位 |
| | —— 洗手 |

注意 ●●●●●●●●●●●●●●●●●●●●●●●●●●●●

1. 注意遵循节力原则。

2. 动作轻稳。保证患者安全、舒适。

3. 患者头部置于平车的大轮端。

4. 推车时车速适宜；护士站在患者头侧，以观察病情。
   下坡时患者头部应在高处一端。

5.对骨折患者，要固定好骨折部位。

6.搬运过程，要保证各管道的通畅。

【操作图解】

(一) 一人搬运法

1.协助患者屈膝，一臂自患者腋下伸至肩部外侧，一臂伸入患者大腿下，协助患者移至床边。

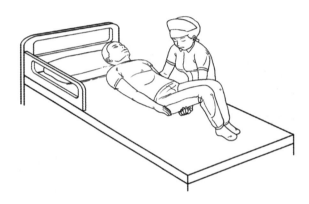

2.将患者双臂交叉于搬运者颈后，托起患者移步转身，将患者轻放于平车上。

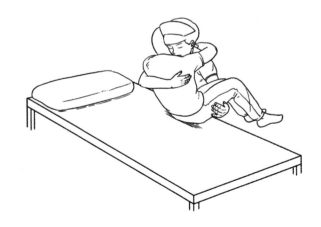

(二) 二人搬运法

1. 一名护士一手托住患者颈肩部，另一手托住腰部。

2. 另一名护士一手托住患者臀部，另一手托住患者腘窝处，使患者身体稍向护士倾斜。

3. 两名护士同时合力抬起患者，先把患者移向护士近侧，再移步转向平车，将患者轻放于平车上。搬运过程中注意询问患者感受，保证安全。

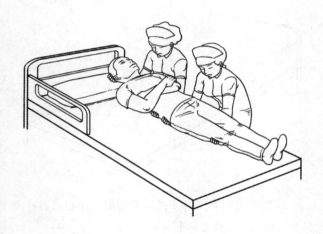

(三) 三人搬运法

1. 一名护士一手托住患者头部，另一手托住肩胛部。

2. 另一名护士一手托住患者背部，另一手托住臀部。

3. 第三名护士一手托住患者腘窝，另一手托住小腿部。

4. 由一人发令，三人同时抬起，使患者身体稍向护士倾斜，再把患者移向护士近侧，同时移步转向平车，将患者轻放于平车上，搬运过程中注意询问患者感受。

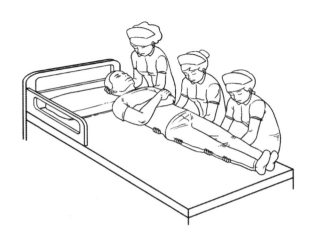

（四）"过床易"搬运法

1.将过床易放于患者身下。

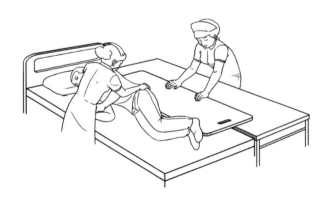

2.将患者移到平车上。

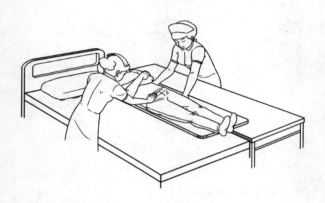

3. 医用过床易示意图如下。

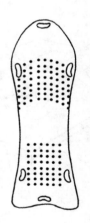

【评分标准】

一人搬运法操作考核评分标准

项目	操作标准	分值	减分细则
操作前准备	1. 着装整洁，洗手，戴口罩	3	一项不符合要求扣 1 分
	2. 用物：平车、被单	5	缺一项扣 2 分
	3. 用物准备 3 分钟	2	超时 1 分钟扣 2 分
评估	1. 了解病情、意识状态、肢体肌力及配合能力	5	评估不全面少一项扣 1 分，未评估不得分
	2. 有无约束及各种管道情况	5	
操作步骤	适用于儿科患者或体重较轻的患者		
	1. 备齐用物，推平车至患者床尾，将平车头端与床尾成钝角，固定平车	8	平车放置不符合要求扣 3 分，固定不符合要求扣 3 分，未固定扣 5 分
	2. 查对治疗护理项目单和腕带（床号、姓名、性别、住院号），问候患者	5	未问候扣 1 分，查对不认真扣 2 分，未查对扣 4 分
	3. 向患者解释操作目的，取得配合	4	解释不到位扣 2 分，未解释扣 4 分
	4. 安全与舒适：患者体位舒适、安全，平车性能良好	3	一项不符合要求扣 1 分
	5. 撤枕、松开盖被，将盖被平铺于平车上	8	未松盖被扣 2 分，铺盖被不合要求扣 2 分，未铺盖被扣 4 分
	6. 协助患者屈膝，一臂自患者腋下伸至肩部外侧，一臂伸入患者大腿下，协助患者移至床边	5	未移到位扣 3 分，未安慰、鼓励患者扣 2 分
	7. 将患者双臂交叉于搬运者颈后，托起患者移步转身，将患者轻放于平车上。搬运过程中注意询问患者感受	21	一项不符合要求扣 3 分
	8. 协助患者取舒适卧位，指导患者双上肢置于胸前，盖好被单，拉起护栏	8	一项不符合要求扣 2 分

续表

项目	操作标准	分值	减分细则
操作步骤	9.再次核对并签字，交代注意事项	2	交代不全扣 1 分，未交代扣 2 分
	10.打开刹车，安全转运患者	6	未打开刹车扣 2 分，有安全隐患扣 4 分
评价	1.操作准确、熟练，查对规范	3	操作不熟练扣 1 分，查对不规范扣 2 分
	2.与患者沟通有效	4	未有效沟通扣 1 分
	3.无菌观念强	3	无菌观念差酌情扣 1～2 分
	4.在规定时间内完成操作		每超时 1 分钟扣 2 分

二人搬运法操作考核评分标准

项目	操作标准	分值	减分细则
操作前准备	1.着装整洁，洗手，戴口罩	3	一项不符合要求扣 1 分
	2.用物：平车、被单	5	缺一项扣 2 分
	3.用物准备 3 分钟	2	超时 1 分钟扣 2 分
评估	1.了解病情、意识状态、肢体肌力及配合能力	5	评估不全面少一项扣 1 分，未评估不得分
	2.有无约束及各种管道情况	5	
操作步骤	适用于不能自行活动或体重较重者		
	1.备齐用物，推平车至患者床尾，将平车头端与床尾成钝角，固定平车	8	平车放置不符合要求扣 3 分，固定不符合要求扣 3 分，未固定扣 5 分
	2.查对治疗护理项目单和腕带（床号、姓名、性别、住院号），问候患者	5	未问候扣 1 分，查对不认真扣 2 分，未查对扣 4 分
	3.向患者解释操作目的，取得配合	4	解释不到位扣 2 分，未解释扣 4 分

项目	操作标准	分值	减分细则
操作步骤	4.安全与舒适：患者体位舒适、安全，平车性能良好	3	一项不符合要求扣1分
	5.松开盖被，协助患者穿衣，将盖被平铺于平车上	8	未松盖被扣2分，未予协助扣2分，铺盖被不合要求扣2分，未铺盖被扣4分
	6.两人站于病床同侧，将患者移至床边（适时给予鼓励）	6	护士站位不符合要求扣1分，未移到位扣3分，未安慰、鼓励患者扣2分
	7.一名护士一手托住患者颈肩部，另一手托住腰部	6	一项不符合要求扣3分
	8.另一名护士一手托住患者臀部，另一手托住患者腘窝处，使患者身体稍向护士倾斜	6	一项不符合要求扣3分
	9.两名护士同时合力抬起患者，先把患者移向护士近侧，再移步转向平车，将患者轻放于平车上。搬运过程中注意询问患者感受，保证安全	10	两人用力不均匀扣5分，动作粗暴扣2分，未询问扣3分
	10.协助患者取舒适卧位，将患者双上肢置于胸前，盖好被单，拉起护栏	6	一项不符合要求扣2分
	11.再次核对并签字，交代注意事项	2	交代不全扣1分，未交代扣2分
	12.打开刹车，安全转运患者	6	未打开刹车扣2分，有安全隐患扣4分
评价	1.操作准确、熟练，查对规范	3	操作不熟练扣1分，查对不规范扣2分
	2.与患者沟通有效	4	未有效沟通扣1分
	3.无菌观念强	3	无菌观念差酌情扣1～2分
	4.在规定时间内完成操作		每超时1分钟扣2分

三人搬运法操作考核评分标准

项目	操作标准	分值	减分细则
操作前准备	1. 着装整洁，洗手，戴口罩 2. 用物：平车、被单 3. 用物准备 3 分钟	3 5 2	一项不符合要求扣 1 分 缺一项扣 2 分 超时 1 分钟扣 2 分
评估	1. 了解病情、意识状态、肢体肌力及配合能力 2. 有无约束及各种管道情况	5 5	评估不全面少一项扣 1 分，未评估不得分
操作步骤	适用于不能自行活动或体重较重者 1. 备齐用物，推平车至患者床尾，将平车头端与床尾成钝角，固定平车	8	平车放置不符合要求扣 3 分，固定不符合要求扣 3 分，未固定扣 5 分
	2. 查对治疗护理项目单和腕带（床号、姓名、性别、住院号），问候患者	5	未问候扣 1 分，查对不认真扣 2 分，未查对扣 4 分
	3. 向患者解释操作目的，取得配合	4	解释不到位扣 2 分，未解释扣 4 分
	4. 安全与舒适：患者体位舒适、安全，平车性能良好	3	一项不符合要求扣 1 分
	5. 松开盖被，协助患者穿衣，将盖被平铺于平车上	8	未松盖被扣 2 分，未予协助扣 2 分，铺盖被不合要求扣 2 分，未铺盖被扣 4 分
	6. 三人站于病床同侧，将患者移至床边（适时给予鼓励）	6	护士站位不符合要求扣 1 分，未移到位扣 3 分，未安慰鼓励患者扣 2 分
	7. 一名护士一手托住患者头部，另一手托住肩胛部	4	一项不符合要求扣 2 分
	8. 另一名护士一手托住患者背部，另一手托住臀部	4	一项不符合要求扣 2 分

项目	操作标准	分值	减分细则
操作步骤	9. 第三名护士一手托住患者腘窝，另一手托住小腿部	4	一项不符合要求扣 2 分
	10. 由一人发令，三人同时抬起，使患者身体稍向护士倾斜，再把患者移向护士近侧，同时移步转向平车，将患者轻放于平车上，搬运过程中注意询问患者感受	10	三人用力不均匀扣 5 分，动作粗暴扣 2 分，未询问扣 3 分
	11. 协助患者取舒适卧位，将患者双上肢置于胸前，为患者盖好被单，拉起护栏	6	一项不符合要求扣 2 分
	12. 再次核对并签字，交代注意事项	2	交代不全扣 1 分，未交代扣 2 分
	13. 打开刹车，安全转运患者	6	未打开刹车扣 2 分，有安全隐患扣 4 分
评价	1. 操作准确、熟练，查对规范	3	操作不熟练扣 1 分，查对不规范扣 2 分
	2. 与患者沟通有效	4	未有效沟通扣 1 分
	3. 无菌观念强	3	无菌观念差酌情扣 1～2 分
	4. 在规定时间内完成操作		每超时 1 分钟扣 2 分

三十四、患者约束技术操作图解与评分标准

【操作流程】

患者约束技术操作

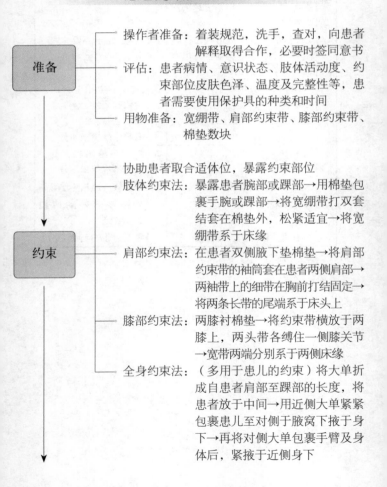

准备
- 操作者准备：着装规范，洗手，查对，向患者解释取得合作，必要时签同意书
- 评估：患者病情、意识状态、肢体活动度、约束部位皮肤色泽、温度及完整性等，患者需要使用保护具的种类和时间
- 用物准备：宽绷带、肩部约束带、膝部约束带、棉垫数块

约束
- 协助患者取合适体位，暴露约束部位
- 肢体约束法：暴露患者腕部或踝部→用棉垫包裹手腕或踝部→将宽绷带打双套结套在棉垫外，松紧适宜→将宽绷带系于床缘
- 肩部约束法：在患者双侧腋下垫棉垫→将肩部约束带的袖筒套在患者两侧肩部→两袖带上的细带在胸前打结固定→将两条长带的尾端系于床头上
- 膝部约束法：两膝衬棉垫→将约束带横放于两膝上，两头带各缚住一侧膝关节→宽带两端分别系于两侧床缘
- 全身约束法：（多用于患儿的约束）将大单折成自患者肩部至踝部的长度，将患者放于中间→用近侧大单紧紧包裹患儿至对侧于腋窝下掖于身下→再将对侧大单包裹手臂及身体后，紧掖于近侧身下

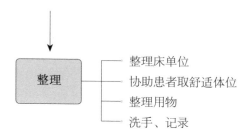

整理 —— 整理床单位
—— 协助患者取舒适体位
—— 整理用物
—— 洗手、记录

注 意 ••

1. 实施约束时，将患者肢体处于功能位，约束带松紧适宜，以能伸进 1 ～ 2 手指为原则。

2. 密切观察约束部位的血液循环及皮肤情况。

3. 保护性约束属制动措施，使用时间不宜过长，病情稳定或治疗结束后，应及时解除约束。需较长时间约束者，每 2 小时松解约束带 1 次并活动肢体，协助患者翻身。

4. 准确记录并交接班，包括使用约束带的原因、时间、部位、数目，每次观察结果、相应的护理措施、解除约束的时间。

【操作图解】

（一）肢体约束法

　　1.打好双套结。

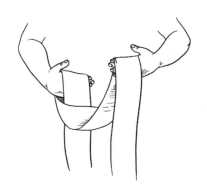

2.取约束带海绵处固定于约束部位，松紧能容一
到二指为宜。

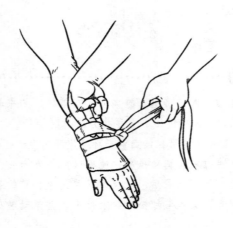

3.将保护带系于两侧床缘，注意活动范围适中。

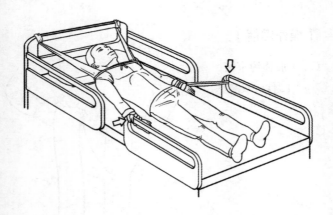

（二）肩部约束法

1.将约束带海绵处置于患者背部，至两侧肩胛部打结。

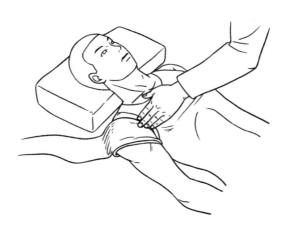

2.将保护带系于床头，注意活动范围适中。

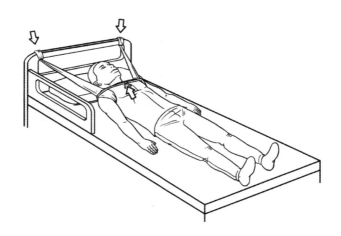

（三）膝部约束法

1. 两膝衬棉垫。

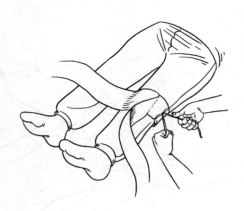

2. 将约束带横放于两膝上，两头带各缚住一侧膝关节。宽带两端分别系于两侧床缘。

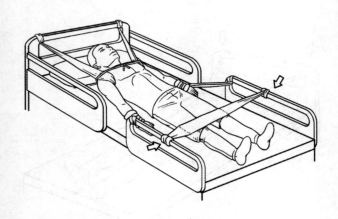

【评分标准】

项目	操作标准	分值	减分细则
操作前准备	1. 着装整洁，洗手，戴口罩 2. 用物：约束带、大单、记录单 3. 用物准备 2 分钟	3 5 2	一项不符合要求扣 1 分 缺一项扣 1 分 超时 1 分钟扣 2 分
评估	1. 评估患者病意识、肢体活动度，约束部位的皮肤情况 2. 评估需要使用保护具的种类和时间	5 5	评估不全面少一项扣 1 分，未评估不得分
操作步骤*	1. 携用物至患者床旁，查对治疗护理项目单和腕带（床号、姓名、性别、住院号），问候患者	5	未问候扣 1 分，查对不认真扣 2 分，未查对扣 4 分
	2. 向患者和家属解释操作目的，取得配合	4	解释不到位扣 2 分，未解释扣 4 分
	3. 安全与舒适：病房环境舒适，患者安全舒适	3	一项不符合要求扣 1 分
	（一）肢体约束法 1. 暴露患者腕部或者踝部（适时给予鼓励）	5	一项不符合要求扣 2 分，未安慰鼓励患者扣 3 分
	2. 取约束带海绵处固定于约束部位，松紧能容一到二指为宜	18	未垫海绵一处扣 3 分，固定松紧不符合要求一处扣 4 分
	3. 将保护带系于两侧床缘，注意活动范围适中	18	保护带固定不牢一处扣 5 分，活动范围不符合要求一处扣 3 分
	4. 记录约束时间、部位、皮肤情况、约束带种类	8	记录不全一处扣 2 分
	5. 为患者盖好被，再次核对并签字，交代注意事项	5	未盖被扣 2 分，交代不全面扣 1 分，未交代扣 2 分
	6. 整理床单位及用物	4	未整理扣 1 分，漏一件扣分

续表

项目	操作标准	分值	减分细则
操作步骤*	**（二）肩部约束法**		
	1. 暴露患者双肩（适时给予鼓励）	6	一项不符合要求扣 2 分，未安慰鼓励患者扣 3 分
	2. 将约束带海绵处置于患者背部，至两侧肩胛部打结	10	一项不符合要求扣 4 分
	3. 将保护带系于床头，注意活动范围适中	25	过松或过紧各扣 5 分
	4. 记录约束时间、部位、皮肤情况、约束带种类	9	一项不符合要求扣 2 分
	5. 为患者盖好被，整理床单位及用物	3	一项不符合要求扣 1 分
	6. 再次核对并签字，交代注意事项	5	交代不全面扣 2 分，未交代扣 5 分
	（三）全身约束法（多用于患儿）		
	1. 将大单折成自患者肩部至踝部的长度，将患儿放于中间（适时给予鼓励）	8	大单折叠不符合要求扣 3 分，患儿放置位置不符合要求扣 2 分，未安慰鼓励患者扣 3 分
	2. 用靠近护士一侧的大单紧紧包裹同侧患儿的手足至对侧，自患儿腋窝下掖于身下	16	包裹不符合要求扣 10 分，包裹松紧不符合要求扣 5 分
	3. 将大单的另一侧包裹手臂及身体，紧掖于靠护士一侧身下	16	包裹不符合要求扣 10 分，包裹松紧不符合要求扣 5 分
	4. 如患儿活动剧烈，可用绷带系好。约束过程中注意询问患儿感受，记录约束时间、部位、皮肤情况、约束带种类	10	活动剧烈未处理扣 4 分，未询问扣 2 分，记录不全缺一项扣 1 分
	5. 再次核对并签字，交代注意事项	4	交代不全面扣 1 分，未交代扣 2 分
	6. 整理床单位及用物	4	未整理扣 2 分，漏一件扣 1 分

项目	操作标准	分值	减分细则
评价	1.操作准确、熟练，查对规范	3	操作不熟练扣1分，查对不规范扣2分
	2.与患者沟通有效	4	未有效沟通扣1分
	3.无菌观念强	3	无菌观念差酌情扣1～2分
	4.在规定时间内完成操作		每超时1分钟扣2分

＊操作步骤中的（一）、（二）、（三）各占100分中的58分。

三十五、痰标本采集技术操作图解与评分标准

【操作流程】

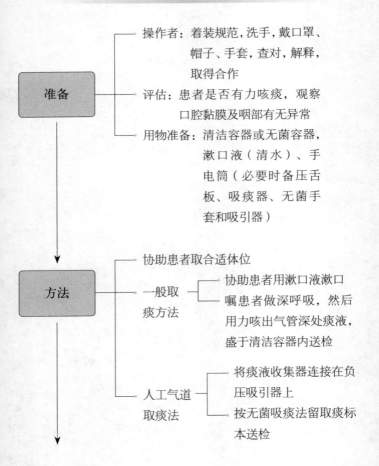

痰标本采集技术操作

准备
- 操作者：着装规范，洗手，戴口罩、帽子、手套，查对，解释，取得合作
- 评估：患者是否有力咳痰，观察口腔黏膜及咽部有无异常
- 用物准备：清洁容器或无菌容器，漱口液（清水）、手电筒（必要时备压舌板、吸痰器、无菌手套和吸引器）

方法
- 协助患者取合适体位
- 一般取痰方法
  - 协助患者用漱口液漱口
  - 嘱患者做深呼吸，然后用力咳出气管深处痰液，盛于清洁容器内送检
- 人工气道取痰法
  - 将痰液收集器连接在负压吸引器上
  - 按无菌吸痰法留取痰标本送检

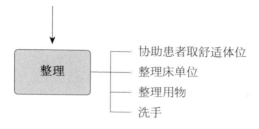

整理 —— 协助患者取舒适体位
—— 整理床单位
—— 整理用物
—— 洗手

注意 ••

1. 根据检查目的选择正确的容器。

2. 告知患者不可将唾液、漱口水、鼻涕等混入痰中。

3. 做痰培养及痰找癌细胞时，应及时送检。

4. 留取 24 小时痰标本时要注意注明起止时间。

5. 取痰最佳时间为晨起第一口痰为宜。

【操作图解】

1. 摇振协助排痰手法。

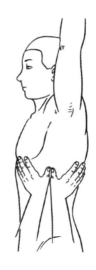

2.摇振力量的方向。

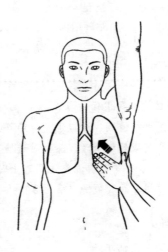

【评分标准】

项目	操作标准	分值	减分细则
操作前准备	1.着装整洁，洗手，戴口罩、帽子、手套	3	一项不合要求扣1分
	2.用物：漱口溶液、贴好条形码的一次性痰杯（无菌培养皿或痰容器）、纸巾、手电筒	5	缺一项扣1分
	3.用物准备2分钟	2	超时1分钟扣2分
评估	1.评估患者身体状况，合作程度	5	评估不全面少一项1分，未评估不得分
	2.观察患者口腔黏膜及咽部有无异常	5	

项目	操作标准	分值	减分细则
操作步骤*	**（一）常规痰标本采集**		
	1.备齐用物，携至床旁，查对治疗护理项目单和腕带（床号、姓名、性别、住院号）	10	一项不符合要求扣2分，查对不认真扣4分，未查对扣10分
	2.向患者解释操作目的，说明留取痰液的方法	8	解释不到位扣2分，未解释扣8分
	3.安全与舒适：环境安静、清洁；患者体位正确、舒适	5	一项不合要求扣1分
	4.观察患者口腔黏膜及咽部有无异常	10	少观察一项扣5分
	5.协助患者漱口，纸巾擦净口周	7	未协助漱口扣7分
	6.指导患者深吸气，用力咳出气管深处的痰液，盛于清洁容器内送检，纸巾擦净口周	30	未指导扣10分，指导不全面扣5分，标本不符合要求扣10分，容器不符合要求扣10分
	（二）24小时痰标本采集		
	1.备齐用物，携至床旁，查对床号、姓名、性别、住院号	10	一项不符合要求扣2分，查对不认真扣4分，未查对扣10分
	2.向患者解释操作目的，讲解留取痰液的方法	8	解释不到位扣2分，未解释扣8分
	3.安全与舒适：环境安静、清洁；患者体位正确、舒适	5	一项不合要求扣1分
	4.观察患者口腔黏膜及咽部有无异常	10	少观察一项扣5分
	5.痰容器标签上注明留痰的起止时间	5	未注明扣5分
	6.指导患者将24小时（晨7时至次日晨7时）的痰全部吐入痰容器，不可将唾液、漱口水、鼻涕等混入，及时送检	32	未指导扣10分，指导不全面扣5分，标本不符合要求扣10分，容器不符合要求扣10分，送检不及时扣4分

续表

项目	操作标准	分值	减分细则
操作步骤*	**（三）痰培养标本采集**		
	1.备齐用物，携至床旁，查对床号、姓名、性别、住院号	10	一项不符合要求扣2分，查对不认真扣4分，未查对扣10分
	2.向患者解释操作目的，说明留取痰液的方法	8	解释不到位扣2分，未解释扣8分
	3.安全与舒适：环境安静、清洁；患者体位舒适	5	一项不合要求扣1分
	4.观察患者口腔黏膜及咽部有无异常	10	少观察一项扣5分
	5.清晨协助患者朵贝氏液漱口	5	未协助漱口扣5分
	6.用清水漱口，纸巾擦净	4	未用清水漱口扣4分
	7.深吸气后用力咳嗽，将痰吐入无菌培养皿内送检，纸巾擦净口周。再次核对并签字	28	未指导扣10分，指导不全面扣5分，标本不符合要求扣10分，容器不符合要求扣10分，污染一次扣5分
评价	1.操作准确、熟练，查对规范	3	操作不熟练扣1分，查对不规范扣2分
	2.与患者沟通有效	4	未有效沟通扣1分
	3.无菌观念强	3	污染三次以上不得分
	4.在规定时间内完成操作		每超时1分钟扣2分

*操作步骤中的（一）、（二）、（三）各占100分中的70分。

三十六、咽拭子培养标本采集技术 操作图解与评分标准

【操作流程】

咽拭子培养标本采集技术操作

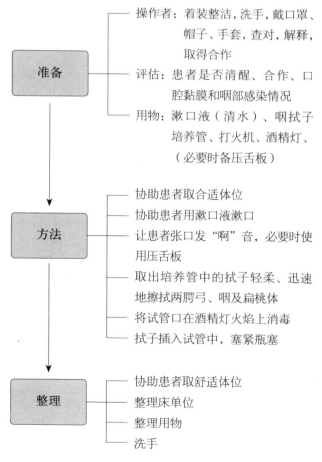

准备
- 操作者：着装整洁，洗手，戴口罩、帽子、手套，查对，解释，取得合作
- 评估：患者是否清醒、合作、口腔黏膜和咽部感染情况
- 用物：漱口液（清水）、咽拭子培养管、打火机、酒精灯、（必要时备压舌板）

方法
- 协助患者取合适体位
- 协助患者用漱口液漱口
- 让患者张口发"啊"音，必要时使用压舌板
- 取出培养管中的拭子轻柔、迅速地擦拭两腭弓、咽及扁桃体
- 将试管口在酒精灯火焰上消毒
- 拭子插入试管中，塞紧瓶塞

整理
- 协助患者取舒适体位
- 整理床单位
- 整理用物
- 洗手

注意 ••••••••••••••••••••••••••••••••••

1. 最好在使用抗菌药物治疗前采集标本。

2. 在操作过程中，应注意瓶口消毒，保持容器无菌。

【评分标准】

项目	操作标准	分值	减分细则
操作前准备	1. 着装整洁，洗手，戴口罩、帽子、手套	3	一项不合要求扣 1 分
	2. 用物准备：密封的无菌咽拭子培养管、治疗碗内盛温开水、吸管、压舌板、弯盘、手电筒	5	缺一项扣 1 分
	3. 用物准备 2 分钟	2	超时 1 分钟扣 2 分
评估	1. 评估患者病情、体位、合作程度	5	评估不全面少一项扣 1 分，未评估不得分
	2. 评估口腔黏膜和咽部感染情况	5	
操作步骤	1. 备齐用物，携至床旁，查对治疗护理项目执行单和腕带（床号、姓名、性别、住院号）	5	未问候扣 1 分，查对不认真扣 1 分，未查对扣 4 分
	2. 向患者解释标本采集的目的、方法，取得配合	4	解释不到位扣 2 分，未解释扣 4 分
	3. 舒适与安全：环境清洁、安静；正确卧位	3	一项不合要求扣 1 分
	4. 协助患者用温水漱口	5	未协助漱口扣 5 分
	6. 指导患者张口发"啊"音，必要时使用压舌板	5	指导不到位扣 2 分，未指导扣 5 分
	7. 取出培养管中的拭子轻柔、迅速地擦拭两腭弓、咽及扁桃体（如果口腔有溃疡，应在溃疡表面采集）	26	操作手法不正确扣 8 分，漏掉一处扣 5 分，擦拭不到位一处扣 5 分，污染一次扣 8 分
	9. 将拭子插入试管中，塞紧瓶塞	10	污染扣 5 分
	10. 再次核对并签字，注明标本留取时间，及时送检	6	一项不合要求扣 5 分，一项不合要求扣 3 分

项目	操作标准	分值	减分细则
操作步骤	11.协助患者取舒适卧位，交代注意事项	3	卧位不适扣1分，交代不全扣1分，未交代扣2分
	12.整理床单位及用物	3	未整理扣2分，漏一件扣1分
评价	1.操作准确、熟练，查对规范	3	操作不熟练扣1分，查对不规范扣2分
	2.与患者沟通有效	4	未有效沟通扣1分
	3.无菌观念强	3	污染三次以上不得分
	4.在规定时间内完成操作		每超时1分钟扣2分

三十七、电动洗胃技术操作图解与评分标准

【操作流程】

电动洗胃技术操作

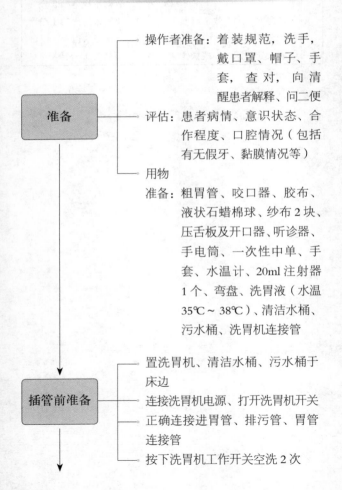

准备
- 操作者准备：着装规范，洗手，戴口罩、帽子、手套，查对，向清醒患者解释、问二便
- 评估：患者病情、意识状态、合作程度、口腔情况（包括有无假牙、黏膜情况等）
- 用物准备：粗胃管、咬口器、胶布、液状石蜡棉球、纱布2块、压舌板及开口器、听诊器、手电筒、一次性中单、手套、水温计、20ml注射器1个、弯盘、洗胃液（水温35℃~38℃）、清洁水桶、污水桶、洗胃机连接管

插管前准备
- 置洗胃机、清洁水桶、污水桶于床边
- 连接洗胃机电源、打开洗胃机开关
- 正确连接进胃管、排污管、胃管连接管
- 按下洗胃机工作开关空洗2次

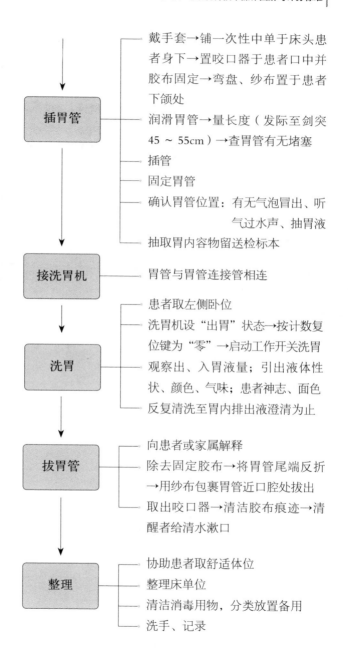

插胃管
— 戴手套→铺一次性中单于床头患者身下→置咬口器于患者口中并胶布固定→弯盘、纱布置于患者下颌处
— 润滑胃管→量长度（发际至剑突45 ~ 55cm）→查胃管有无堵塞
— 插管
— 固定胃管
— 确认胃管位置：有无气泡冒出、听气过水声、抽胃液
— 抽取胃内容物留送检标本

接洗胃机
— 胃管与胃管连接管相连

洗胃
— 患者取左侧卧位
— 洗胃机设"出胃"状态→按计数复位键为"零"→启动工作开关洗胃
— 观察出、入胃液量；引出液体性状、颜色、气味；患者神志、面色
— 反复清洗至胃内排出液澄清为止

拔胃管
— 向患者或家属解释
— 除去固定胶布→将胃管尾端反折→用纱布包裹胃管近口腔处拔出
— 取出咬口器→清洁胶布痕迹→清醒者给清水漱口

整理
— 协助患者取舒适体位
— 整理床单位
— 清洁消毒用物，分类放置备用
— 洗手、记录

注 意 •••••••••••••••••••••••••••••••••••••••

1. 插管动作要轻快，防止损伤患者食管或误入气管；胃管到达咽喉部时，嘱患者做吞咽动作；插管不畅要注意检查胃管是否盘在口腔内；出现呛咳、发绀等，表明误入气管，应立即拔出胃管。

2. 中毒物质不明时，应及时留取胃内容物送检，并用温开水或生理盐水洗胃。

3. 机器工作时要水平放置，尽量减少洗胃液与洗胃机和患者之间的高度差，洗胃过程中注意出、入量的平衡。

4. 如洗出液体为血性，应立即停止洗胃。

5. 吞服强酸、强碱等腐蚀性毒物患者，切忌洗胃，以免造成胃穿孔。

6. 及时准确记录洗胃液名称、液量，洗出液量、颜色、气味及洗胃过程。

7. 保证洗胃机性能处于完好备用状态。

【操作图解】

接负压盒，调节负压，保持压力（5kPa），撤去治疗巾，用别针固定负压盒于枕旁。

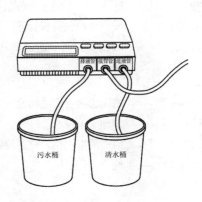

【评分标准】

项目	操作标准	分值	减分细则
操作前准备	1.着装整洁，洗手，戴口罩、帽子、手套	3	一项不合要求扣 1 分
	2.用物：①治疗盘中备胃管、纱布、20ml注射器、治疗巾、标本容器、弯盘、手电筒、胶布、水温计、液状石蜡、漱口水、橡胶手套、套袖，必要时备开口器、舌钳；②洗胃溶液，根据毒物性质准备拮抗性溶液，毒物性质不明时，可备温开水或等渗盐水，量10000～20000ml，温度25℃～38℃；③电动洗胃机1～2台，均处于功能完好状态，清洁、污物桶各一	5	缺一项扣 1 分
	3.用物准备5分钟	2	超时 1 分钟扣 2 分
评估	1.评估患者服用毒物名称、剂量、时间及既往史等	4	评估不全面少一项扣 1 分，未评估不得分
	2.评估患者口腔情况、有无食物、活动性义齿等	4	
	3.评估患者的意识、心理状态及合作程度	2	
操作步骤	1.备齐用物，关心问候患者，核对患者身份	5	未关心患者扣 1 分，查对不认真扣 2 分，未查对扣 4 分
	2.向患者说明洗胃的目的、过程及注意事项，并协助取左侧卧位（昏迷者取去枕平卧位，头偏向一侧）	4	解释不到位扣 2 分，未解释扣 4 分
	3.安全与舒适：患者体位安全、舒适；呼吸道保持通畅无窒息	3	一项不符合要求扣 1 分

续表

项目	操作标准	分值	减分细则
操作步骤	4. 根据口服毒物的性质、剂量准备洗胃液，记录液量。接通电源，查看机器性能，检查管道连接是否正确，开启开关，循环两次	6	洗胃液量准备不足扣2分，液量记录不正确扣1分，未检查机器性能扣2分，各管道连接不正确扣2分，循环次数不够扣1分
	5. 将治疗巾围于患者胸前并固定，铺治疗巾，置弯盘于口角旁	3	一项不符合要求扣1分
	6. 检查口腔，如有活动性义齿应取下妥善放置	2	未检查扣2分
	7. 检查并打开洗胃管，润滑胃管，量长度（前额发际至剑突）。将胃管送入胃中，确定胃管在胃内后，用胶布妥善固定胃管。遵医嘱留取毒物标本送检	12	未检查扣2分，未润滑扣1分，长度不准确扣2分，置胃管一次不成功扣5分，未妥善固定扣2分，未按医嘱留取标本扣2分
	8. 将胃管与洗胃机的冲洗管连接，调节参数，启动开关，开始洗胃	3	连接不合要求扣2分，未调节扣2分
	9. 机器自动切换，先将胃内容物抽尽，反复冲洗，每次灌洗量300～500ml，直至排出液澄清无味为止。在洗胃过程中，经常询问患者感受，适时给予鼓励。密切观察患者面色、生命体征的变化，洗胃液出入量的平衡，吸出液的性质、颜色、气味及有无洗胃并发症的发生	18	灌洗量不符合要求一次扣3分，未询问扣2分，未鼓励扣2分，未观察扣5分，洗胃液出入量不平衡扣6分，洗胃不彻底扣10分
	10. 洗胃结束后，分离胃管与冲洗管，将胃管反折，迅速拔出	3	一项不合要求扣1分
	11. 清醒患者协助患者漱口、洗脸，必要时更衣	2	一项不合要求扣1分
	12. 协助患者取舒适体位，整理床单位及用物	4	卧位不适扣1分，未整理扣2分，漏一件扣1分
	13. 洗胃机清洗消毒后备用	2	洗胃机未整理扣2分

项目	操作标准	分值	减分细则
操作步骤	14.洗手、记录灌洗液名称、量；洗出液的颜色、气味、性质、量；患者的反应	3	一项不符合要求扣1分
评价	1.操作准确、熟练，查对规范	3	操作不熟练扣1分，查对不规范扣2分
	2.与患者沟通有效	4	未有效沟通扣1分
	3.急救意识及无菌观念强	3	无菌观念差酌情扣1～3分
	4.在规定时间内完成操作		每超时1分钟扣2分

三十八、"T"管引流技术操作图解与评分标准

【操作流程】

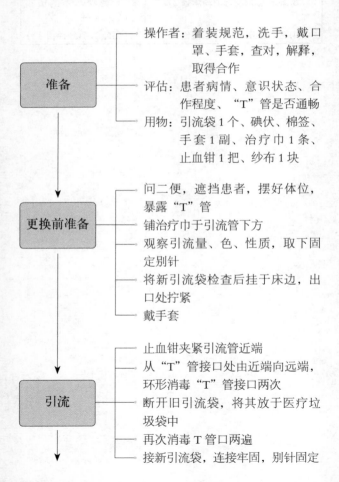

"T"管引流技术操作

准备
- 操作者：着装规范，洗手，戴口罩、手套，查对，解释，取得合作
- 评估：患者病情、意识状态、合作程度、"T"管是否通畅
- 用物：引流袋1个、碘伏、棉签、手套1副、治疗巾1条、止血钳1把、纱布1块

更换前准备
- 问二便，遮挡患者，摆好体位，暴露"T"管
- 铺治疗巾于引流管下方
- 观察引流量、色、性质，取下固定别针
- 将新引流袋检查后挂于床边，出口处拧紧
- 戴手套

引流
- 止血钳夹紧引流管近端
- 从"T"管接口处由近端向远端，环形消毒"T"管接口两次
- 断开旧引流袋，将其放于医疗垃圾袋中
- 再次消毒T管口两遍
- 接新引流袋，连接牢固，别针固定

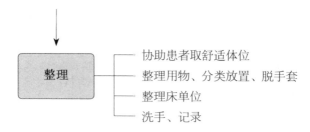

协助患者取舒适体位

整理用物、分类放置、脱手套

整理床单位

洗手、记录

1. 严格执行无菌操作，妥善固定好管路，防止"T"管脱落。局部皮肤可涂氧化锌软膏防止胆汁浸渍。

2. 引流液：深绿或棕色正常；混浊提示感染；色淡、稀薄提示肝功能不全。

3. 引流量：约每日500ml；量多提示胆总管下端不通畅；量少提示胆道堵塞或肝功能衰竭。

4. 停留"T"管时间：1～2周；拔管前夹管：1～2天。

5. 拔管后观察：有无腹痛、发热、黄疸程度、食欲、大便色泽。

【评分标准】

项目	操作标准	分值	减分细则
操作前准备	1. 着装整齐，洗手，戴口罩、手套	3	一项不合要求扣1分
	2. 用物：无菌引流袋、棉签、一次性治疗巾、止血钳、弯盘、碘伏、污物桶	5	缺一项扣1分
	3. 用物准备3分钟	2	超时1分钟扣2分
评估	1. 评估患者腹部体征变化及合作程度	2	评估不全面少一项扣1分，未评估不得分
	2. 评估T型管是否通畅，引流液的颜色、性质、量	4	
	3. 评估T型管敷料及周围皮肤情况	4	

项目	操作标准	分值	减分细则
操作步骤	1.备齐用物，携至床旁，查对治疗护理项目单和腕带（床号、姓名、性别、住院号），问候患者	5	未问候扣1分，查对不认真扣2分，未查对扣4分
	2.向患者解释操作目的，取得合作	4	解释不到位扣2分，未解释扣4分
	3.安全与舒适：病室环境清洁，患者卧位舒适、安全，酌情关闭门窗，拉床幔（或遮挡屏风）	3	一项不符合要求扣1分
	4.协助患者取合适的体位，适当暴露"T"管及右腹壁	4	卧位不适扣1分，暴露太多或不充分扣3分
	5.注意观察敷料是否清洁干燥、引流是否通畅，向患者介绍T型管的相关知识，胆汁正常颜色为深黄色，24小时量为500～1000ml	5	未观察扣3分，未讲解扣2分
	6.铺治疗巾于所换引流管口处的下方，用止血钳先夹住T型管近端，除去旧的引流袋	8	未铺治疗巾扣1分，未夹闭扣5分，撤引流袋不符合要求扣2分
	7.消毒引流管接口（顺序由内而外），更换新的引流袋，观察引流液的颜色、量、性质，撤止血钳，妥善固定引流袋	15	消毒不规范扣2分，横跨一次扣2分，污染一次扣5分
	8.更换过程中注意询问患者感受，适时安慰、鼓励患者	15	引流袋位置不符合要求扣5分，未固定扣2分，未观察扣2分，引流液引出不畅未处理扣3分，未安慰患者扣3分

项目	操作标准	分值	减分细则
操作步骤	9.协助患者取舒适卧位，再次核对并在治疗护理项目单上签字，交代注意事项：引流管应低于"T"管引流管平面，保持敷料干燥清洁，翻身时勿将引流管折叠、受压，保持引流管通畅，引流期间观察患者有无胆漏及阻塞后反应（腹胀、腹痛、黄疸、体温变化、食欲变化）	8	卧位不舒适扣1分，交代不全扣1分，未交代扣2分，未认真观察一项扣1分
	10.整理床单位及用物	3	未整理扣2分，漏一件扣1分
评价	1.操作准确、熟练，查对规范	3	操作不熟练扣1分，查对不规范扣2分
	2.与患者沟通有效	4	未有效沟通扣1分
	3.无菌观念强	3	污染三次以上不得分
	4.在规定时间内完成操作		每超时1分钟扣2分

三十九、造口护理技术操作图解与评分标准

【操作流程】

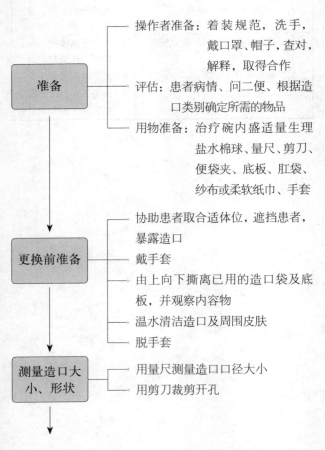

造口护理技术操作

准备
- 操作者准备：着装规范，洗手，戴口罩、帽子，查对，解释，取得合作
- 评估：患者病情、问二便、根据造口类别确定所需的物品
- 用物准备：治疗碗内盛适量生理盐水棉球、量尺、剪刀、便袋夹、底板、肛袋、纱布或柔软纸巾、手套

更换前准备
- 协助患者取合适体位，遮挡患者，暴露造口
- 戴手套
- 由上向下撕离已用的造口袋及底板，并观察内容物
- 温水清洁造口及周围皮肤
- 脱手套

测量造口大小、形状
- 用量尺测量造口口径大小
- 用剪刀裁剪开孔

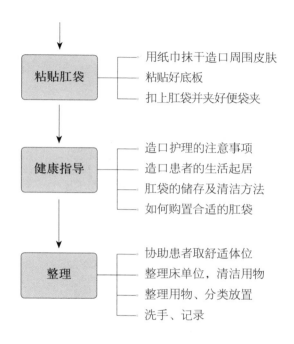

1. 裁剪开孔时按所测量的大小再加2mm左右，缝隙过大，粪便刺激皮肤易引起皮炎，过小，底盘边缘与黏膜摩擦将会导致不适甚至出血。

2. 撕离造口袋时注意保护皮肤，防止皮肤损伤。

3. 粘贴肛袋时，确保造口周围皮肤干洁，要避免有皱褶，必要时用防漏膏。

4. 粘贴完肛袋底板后，嘱患者用手轻压5～10分钟。

5. 上好肛袋后30分钟后，才可改变体位。

6. 教会患者观察造口周围皮肤的血运情况，并定期手扩造口，防止造口狭窄。

【操作图解】

1. 用温水清洁造口及周围皮肤。

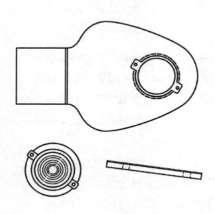

2. 沿标记号修剪造口袋底盘。

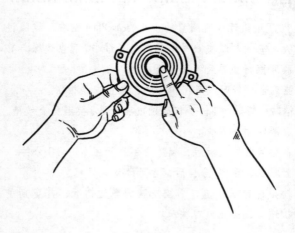

3. 造口袋底盘与造口黏膜之间保持适当的空隙
（1～2mm），避免缝隙过大粪便刺激皮肤引起皮炎、

缝隙过小底盘边缘与黏膜摩擦导致不适或出血。

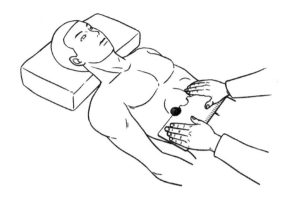

【评分标准】

项目	操作标准	分值	减分细则
操作前准备	1. 着装整齐，洗手、戴口罩	3	一项不合要求扣 1 分
	2. 用物：橡胶手套 2 副、棉球、造口袋、造口板、造口度量表、治疗碗内盛温开水、血管钳、剪刀、必要时备造口护理粉、保护膜、防漏膏、备屏风（床幔）、污物桶、弯盘	5	缺一项扣 1 分
	3. 用物准备 2 分钟	2	超时 1 分钟扣 2 分
评估	1. 评估患者造口类型、造口袋内排泄物及造口周围皮肤情况	5	评估不全面少一项扣 1 分，未评估不得分
	2. 评估患者自理程度及对护理造口方法和知识掌握程度，以决定护理的方式	5	

续表

项目	操作标准	分值	减分细则
操作步骤	1. 备齐用物、携至床旁，查对治疗护理项目单和腕带（床号、姓名、性别、住院号），问候患者	5	未问候扣 1 分，查对不认真扣 2 分，未查对扣 4 分
	2. 向患者解释操作目的，取得合作	4	解释不到位扣 2 分，未解释扣 4 分
	3. 安全与舒适：病室环境清洁、整齐，患者卧位舒适安全	3	一项不符合要求扣 1 分
	4. 酌情关闭门窗，拉上床幔（遮挡屏风）。适当暴露造口部位	3	一项不符合要求扣 1 分
	5. 戴手套，由上向下撕离已用的造口袋，撕离造口袋时注意保护皮肤，防止皮肤损伤	9	未戴手套扣 1 分，方向不对扣 5 分，无菌观念差扣 3 分
	6. 观察造口袋内排泄物情况	3	未观察扣 3 分
	7. 用温水清洁造口及周围皮肤	5	操作不到位扣 2 分，未清洁扣 5 分
	8. 观察造口及周围皮肤情况	5	观察不到位扣 2 分，未观察扣 5 分
	9. 用造口量度表量度造口的大小、形状，沿标记号修剪造口袋底盘，检查边缘是否整齐，底盘修剪是否合适	10	操作不规范一项扣 3 分
	10. 待造口周围皮肤晾干后，戴手套，按照造口位置由下向上将造口袋贴上，将造口袋与造口板固定紧密。更换过程中注意询问患者感受	10	未晾干扣 2 分，方向不对扣 5 分，未询问扣 3 分
	11. 造口袋底盘与造口黏膜之间保持适当的空隙（1～2mm），避免缝隙过大粪便刺激皮肤引起皮炎、缝隙过小底盘边缘与黏膜摩擦导致不适或出血	5	空隙过大或过小各扣 5 分

续表

项目	操作标准	分值	减分细则
操作步骤	12.协助患者取舒适卧位,再次核对并在治疗项目护理单上签字,向患者交代注意事项及介绍造口特点,造口袋的使用,如何养成定时排便的习惯,强调学会操作的重要性	5	卧位不适扣1分,交代不到位一项扣1分,未交代扣4分
	13.整理床单位及用物	3	未整理扣2分,漏一件扣1分
评价	1.操作准确、熟练,查对规范	3	操作不熟练扣1分,查对不规范扣2分
	2.与患者沟通有效	4	未有效沟通扣1分
	3.无菌观念强	3	无菌观念差酌情扣1～2分
	4.在规定时间内完成操作		每超时1分钟扣2分

四十、膀胱冲洗技术操作图解与评分标准

【操作流程】

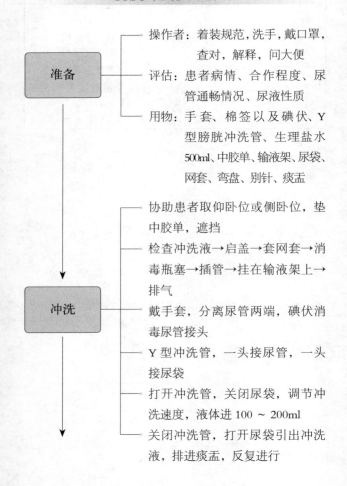

膀胱冲洗技术操作

准备
- 操作者：着装规范，洗手，戴口罩，查对，解释，问大便
- 评估：患者病情、合作程度、尿管通畅情况、尿液性质
- 用物：手套、棉签以及碘伏、Y型膀胱冲洗管、生理盐水500ml、中胶单、输液架、尿袋、网套、弯盘、别针、痰盂

冲洗
- 协助患者取仰卧位或侧卧位，垫中胶单，遮挡
- 检查冲洗液→启盖→套网套→消毒瓶塞→插管→挂在输液架上→排气
- 戴手套，分离尿管两端，碘伏消毒尿管接头
- Y型冲洗管，一头接尿管，一头接尿袋
- 打开冲洗管，关闭尿袋，调节冲洗速度，液体进100～200ml
- 关闭冲洗管，打开尿袋引出冲洗液，排进痰盂，反复进行

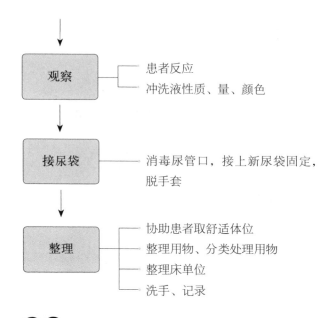

注意 ••••••••••••••••••••••••••••••••••

1. 严格执行无菌操作，防止医源性感染。

2. 冲洗过程中密切观察，若患者感觉不适或感觉剧痛、引流液中有鲜血时，应减慢冲洗速度及量，或停止冲洗，通知医生处理。

3. 冲洗时，冲洗液瓶内液面距床面约60cm，根据引流液的颜色调节流速（80~100滴/分），如滴入药液，须在膀胱内保留15~30分钟后再排出体外，或根据需要延长保留时间。

4. 寒冷气候，冲洗液应加温至35℃，以防引起膀胱疼痛。

5. 冲洗过程中注意观察引流管是否通畅。

【操作图解】

1. 分离导尿管与引流管。

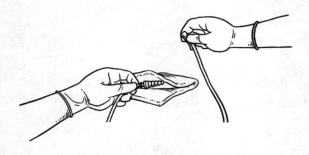

2. 注入冲洗液。

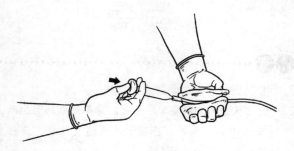

3. 回抽冲洗液。

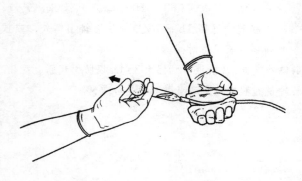

【评分标准】

项目	操作标准	分值	减分细则
操作前准备	1. 着装整洁，洗手，戴口罩	3	一项不符合要求扣 1 分
	2. 用物：碘伏、棉签、膀胱冲洗溶液（温度 38℃～40℃）、输血器、橡胶手套、无菌手套、弯盘、一次性治疗巾、收集瓶、尿袋、止血钳一把、污物桶、锐器盒、屏风（床幔）	5	缺一项扣 1 分，一项不符合要求扣 1 分
	3. 用物准备 3 分钟	2	超时 1 分钟扣 2 分
评估	1. 评估患者膀胱充盈及尿管通畅情况	5	评估不全面少一项扣 1 分，未评估不得分
	2. 了解患者心理状况及合作程度	5	
操作步骤	1. 备齐用物、携至床旁，查对治疗护理项目单和腕带（床号、姓名、性别、住院号），问候患者	5	一项不符合要求扣 1 分，查对不认真扣 1 分，未查对扣 4 分
	2. 向患者解释操作目的，取得合作	4	解释不到位扣 2 分，未解释扣 4 分
	3. 舒适与安全：环境清洁，光线明亮；患者卧位舒适、安全，注意保暖	3	一项不符合要求扣 1 分
	4. 酌情关闭门窗，拉上床幔（遮挡屏风）	2	一项不符合要求扣 1 分
	5. 查对冲洗溶液及输血器	4	查对不符合要求一处扣 1 分，未查对扣 6 分
	6. 松开床尾被盖，协助患者取合适卧位，暴露导尿管	10	一处不合要求扣 2 分，污染一次扣 5 分，横跨一次扣 2 分

项目	操作标准	分值	减分细则
操作步骤	7. 消毒瓶塞，打开输血器，将针头插入瓶塞，将冲洗溶液挂于输液架上，排气	4	一处不符合要求扣 1 分
	8. 适当暴露患者，戴手套，垫治疗巾于尿管接口处，打开尿袋调节器将尿液放入收集瓶内，夹闭尿管引流端，换无菌手套	5	一处不符合要求扣 1 分
	9. 消毒导尿管冲洗端，分离头皮针，将输血器末端与导尿管冲洗端紧密连接，打开输血器调节夹，根据医嘱调节滴速（80 ~ 100 滴 / 分），使冲洗液滴入膀胱。冲洗过程中观察患者反应	10	消毒不符合要求扣 2 分，未消毒扣 5 分，未正确连接扣 2 分，冲洗液高度不符合要求扣 3 分，滴速不符合要求扣 2 分
	10. 夹闭冲洗管，打开尿管引流端排出冲洗液，按病情需要如此反复冲洗（如滴入治疗用药，须在膀胱内保留 30 分钟），观察引流液的颜色量及性状	9	冲洗不到位扣 5 分，未保留扣 3 分，未观察扣 2 分，未询问扣 2 分
	11. 冲洗完毕，关闭导尿管冲洗端及输血器调节夹，分离尿管与输血器，按无菌原则更换尿袋，妥善固定，消毒导尿管冲洗端，用无菌帽封闭。撤治疗巾，脱手套	8	污染一次扣 5 分，横跨一次扣 2 分，固定不符合要求扣 3 分，其余一项不符合要求扣 1 分
	12. 协助患者取舒适卧位，再次核对并在治疗护理项目单上签字，交代注意事项	3	卧位不适扣 1 分，交代不全扣 1 分，未交代扣 2 分
	13. 整理床单位及用物	3	未整理扣 2 分，漏一件扣 1 分
评价	1. 操作准确、熟练，查对规范	3	操作不熟练扣 1 分，查对不规范扣 2 分
	2. 与患者沟通有效	4	未有效沟通扣 1 分
	3. 无菌观念强	3	污染三次以上不得分
	4. 在规定时间内完成操作		每超时 1 分钟扣 2 分

四十一、脑室管引流技术操作图解与评分标准

【操作流程】

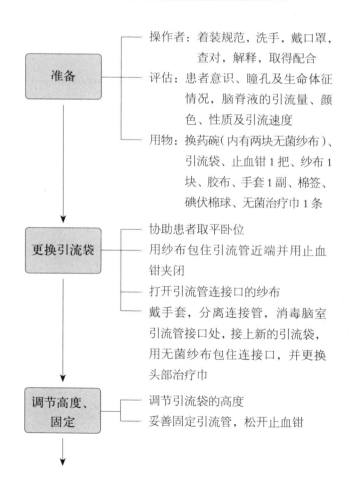

脑室管引流技术操作

准备
- 操作者：着装规范，洗手，戴口罩，查对，解释，取得配合
- 评估：患者意识、瞳孔及生命体征情况，脑脊液的引流量、颜色、性质及引流速度
- 用物：换药碗(内有两块无菌纱布)、引流袋、止血钳1把、纱布1块、胶布、手套1副、棉签、碘伏棉球、无菌治疗巾1条

更换引流袋
- 协助患者取平卧位
- 用纱布包住引流管近端并用止血钳夹闭
- 打开引流管连接口的纱布
- 戴手套，分离连接管，消毒脑室引流管接口处，接上新的引流袋，用无菌纱布包住连接口，并更换头部治疗巾

调节高度、固定
- 调节引流袋的高度
- 妥善固定引流管，松开止血钳

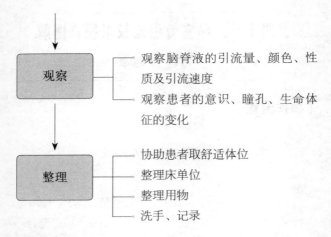

观察 —— 观察脑脊液的引流量、颜色、性质及引流速度
观察患者的意识、瞳孔、生命体征的变化

整理 —— 协助患者取舒适体位
整理床单位
整理用物
洗手、记录

注 意 ••••••••••••••••••••••••••••••••••••

1. 引流袋悬挂高度应当高于脑平面 10～20cm。
2. 小儿及意识不清者，应约束其双手，以免将引流管拔出。
3. 搬动患者时先夹闭引流管，待患者安置稳定后再打开引流管。
4. 翻身时避免引流管牵拉、滑脱、扭曲、受压。
5. 引流不畅时，及时告知医生。

【评分标准】

项目	操作标准	分值	减分细则
操作前准备	1. 着装整洁，洗手，戴口罩 2. 用物：换药碗、碘伏棉球、无菌纱布、弯盘、引流袋、无菌手套、橡胶手套、胶布、无菌治疗巾、一次性小垫、清洁血管钳 3. 用物准备 3 分钟	3 5 2	一项不符合要求扣 1 分 缺一项扣 1 分，一项不符合要求扣 1 分 超时 1 分钟扣 2 分

项目	操作标准	分值	减分细则
评估	1. 评估患者脑脊液引流量、颜色、性状、引流速度及引流系统的密闭性	5	评估不全面少一项扣1分，未评估不得分
	2. 评估患者意识、瞳孔、生命体征及有无头痛等情况	5	
操作步骤	1. 备齐用物，携至床旁，查对治疗护理项目单和腕带（床号、姓名、性别、住院号），问候患者	5	未问候扣1分，查对不认真扣2分，未查对扣4分
	2. 向患者或家属解释操作目的，取得配合	4	解释不到位扣2分，未解释扣5分
	3. 舒适与安全：环境清洁、安静，光线明亮；患者体位舒适、安全，注意保暖	3	一项不符合要求扣1分
	4. 协助患者取舒适卧位，备胶布	2	卧位不适扣1分，未备胶布扣1分
	5. 检查并打开新的引流袋，带橡胶手套	5	查对不符合要求扣2分，未戴手套扣3分
	6. 清洁血管钳双重夹闭引流管，铺小垫于引流管接口处，去除敷料、铺无菌治疗巾于接口处	14	夹闭不紧密扣4分，未铺小垫扣2分，无无菌观念扣5分，未铺治疗巾扣2分
	7. 再次消毒引流管接口	5	未消毒扣5分，消毒不符合要求扣2分
	8. 连接新引流袋，无菌纱布包裹，胶布固定	8	连接不紧密扣4分，包裹不符合要求扣2分，固定不符合要求扣2分
	9. 妥善固定引流袋（应高于脑平面10～20cm），观察引流是否通畅	8	引流袋高度不符合要求扣5分，未观察扣3分
	10. 更换头部无菌治疗垫巾，脱手套	6	未更换扣3分，未摘手套扣1分
	11. 协助患者取合适卧位，再次核对并签字，交代注意事项	5	体位不适扣1分，交代不全扣1分，未交代扣2分
	12. 整理床单位及用物，记录引流情况，记录引流情况	5	整理扣2分，漏一件扣1分，未记录扣2分

续表

项目	操作标准	分值	减分细则
评价	1. 操作准确、熟练，查对规范	3	操作不熟练扣 1 分，查对不规范扣 2 分
	2. 与患者沟通有效	4	未有效沟通扣 1 分
	3. 无菌观念强	3	污染三次以上不得分
	4. 在规定时间内完成操作		每超时 1 分钟扣 2 分

**四十二、胸腔闭式引流技术操作
图解与评分标准**

【操作流程】

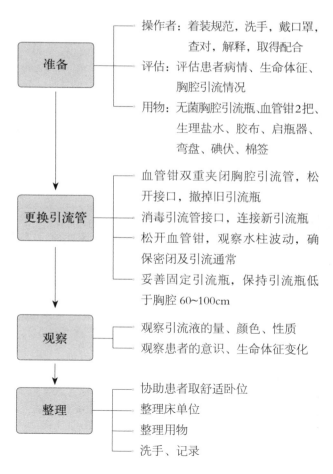

胸腔闭式引流技术操作

准备
— 操作者：着装规范，洗手，戴口罩，查对，解释，取得配合
— 评估：评估患者病情、生命体征、胸腔引流情况
— 用物：无菌胸腔引流瓶、血管钳2把、生理盐水、胶布、启瓶器、弯盘、碘伏、棉签

更换引流管
— 血管钳双重夹闭胸腔引流管，松开接口，撤掉旧引流瓶
— 消毒引流管接口，连接新引流瓶
— 松开血管钳，观察水柱波动，确保密闭及引流通常
— 妥善固定引流瓶，保持引流瓶低于胸腔 60~100cm

观察
— 观察引流液的量、颜色、性质
— 观察患者的意识、生命体征变化

整理
— 协助患者取舒适卧位
— 整理床单位
— 整理用物
— 洗手、记录

【评分标准】

项目	操作标准	分值	减分细则
操作前准备	1. 着装整洁，洗手，戴口罩 2. 用物准备：无菌胸腔引流瓶、血管钳 2 把、生理盐水、胶布、启瓶器、弯盘、碘伏、棉签 3. 用物准备 3 分钟	3 5 2	一项不符合要求扣 1 分 缺一项扣 1 分，一项不合要求扣 1 分 超时 1 分钟扣 2 分
评估	1. 评估患者病情及呼吸情况 2. 观察胸腔引流通畅及水柱波动情况	5 5	评估不全面少一项扣 1 分，未评估不得分
操作步骤	1. 备齐用物，携至床旁，查对治疗护理项目单和腕带（床号、姓名、性别、住院号），问候患者	5	未问候扣 1 分，查对不认真扣 2 分，未查对扣 4 分
	2. 向患者解释操作目的，取得患者配合	4	解释不到位扣 2 分，未解释扣 4 分
	3. 舒适与安全：环境清洁、安静，光线明亮；患者体位舒适、安全	3	一项不符合要求扣 1 分
	4. 查对引流瓶的质量、有效期；查对生理盐水，打开盐水瓶；开启引流瓶，将生理盐水倒入引流瓶内（注水量以水柱波动 4～6cm 为宜），拧紧瓶盖，在引流瓶的水平线上标更换日期	12	查对不全一项扣 1 分，未标注扣 2 分，横跨一次扣 2 分，污染一次扣 5 分，注水量不符合要求扣 5 分
	5. 血管钳双重夹闭胸腔引流管，松开接口，撤掉旧引流瓶	8	未双重夹闭扣 4 分，夹闭不紧密扣 4 分
	6. 消毒引流管接口，连接新引流瓶	10	消毒不符合要求扣 2 分，连接不紧扣 5 分，污染扣 5 分
	7. 松开血管钳，观察水柱波动，确保密闭及引流通畅	6	一处不符合要求扣 2 分
	8. 妥善固定引流瓶，保持引流瓶低于胸腔 60～100cm。在更换过程中注意询问患者感受，适时安慰患者	10	固定不符合要求扣 3 分，引流瓶高度不符合要求扣 5 分，未询问、鼓励扣 2 分

项目	操作标准	分值	减分细则
操作步骤	9.协助患者取舒适卧位，再次核对并签字。交代注意事项：①卧位时，引流瓶不可高过床体，立位时引流瓶不可高过置管处，以防引流液返流；②防止碰倒引流瓶导致气胸；③告诫患者不能擅自打开引流瓶；④翻身时防止引流管受压、打折、脱出	5	体位不适扣1分。指导不到位一项扣1分，未指导扣4分
	10.整理床单位及用物	3	未整理扣2分，漏一件扣1分
	11.记录引流液的量、颜色、性质、患者反应	4	一项不符合要求扣1分
评价	1.操作准确、熟练，查对规范	3	操作不熟练扣1分，查对不规范扣2分
	2.与患者沟通有效	4	未有效沟通扣1分
	3.无菌观念强	3	污染三次以上不得分
	4.在规定时间内完成操作		每超时1分钟扣2分

四十三、会阴消毒技术操作图解与评分标准

【操作流程】

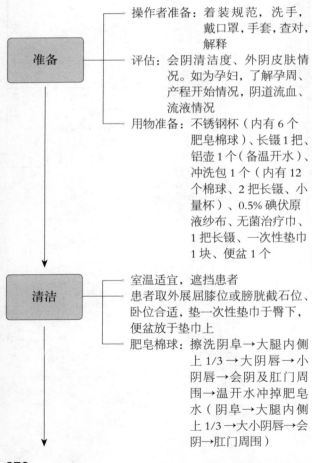

会阴消毒技术操作

准备
- 操作者准备：着装规范，洗手，戴口罩，手套，查对，解释
- 评估：会阴清洁度、外阴皮肤情况。如为孕妇，了解孕周、产程开始情况，阴道流血、流液情况
- 用物准备：不锈钢杯（内有6个肥皂棉球）、长镊1把、铝壶1个（备温开水）、冲洗包1个（内有12个棉球、2把长镊、小量杯）、0.5%碘伏原液纱布、无菌治疗巾、1把长镊、一次性垫巾1块、便盆1个

清洁
- 室温适宜，遮挡患者
- 患者取外展屈膝位或膀胱截石位、卧位合适，垫一次性垫巾于臀下，便盆放于垫巾上
- 肥皂棉球：擦洗阴阜→大腿内侧上 1/3 →大阴唇→小阴唇→会阴及肛门周围→温开水冲掉肥皂水（阴阜→大腿内侧上 1/3 →大小阴唇→会阴→肛门周围）

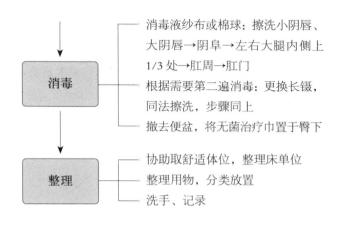

消毒 —— 消毒液纱布或棉球：擦洗小阴唇、
大阴唇→阴阜→左右大腿内侧上
1/3处→肛周→肛门
—— 根据需要第二遍消毒：更换长镊，
同法擦洗，步骤同上
—— 撤去便盆，将无菌治疗巾置于臀下

整理 —— 协助取舒适体位，整理床单位
—— 整理用物，分类放置
—— 洗手、记录

1. 消毒原则：由内向外，自上而下。
2. 操作过程中注意遮挡患者，给予保暖，避免受凉。
3. 进行第二遍外阴消毒时，消毒范围不能超过第一遍范围。
4. 操作中注意无菌原则。
5. 告知患者操作过程中臀部不要抬起，以免冲洗水流入后背。
6. 嘱孕妇如果宫缩来临时身体不要左右翻动，以免影响消毒效果。
7. 告知患者双手不能触碰消毒区域。

【操作图解】

1.用持物钳夹肥皂水棉球擦洗，顺序：阴阜→大腿内侧上1/3→大阴唇→小阴唇→会阴及肛门周围。温开水冲掉肥皂水。擦洗过程中注意询问患者感受，适时鼓励患者。

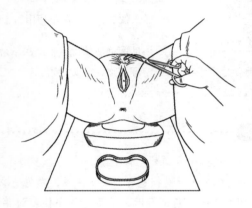

2.用碘伏棉球消毒外阴，顺序：小阴唇→大阴唇→阴阜→大腿内侧上1/3→肛周→肛门（消毒范围勿超过清洁范围），必要时消毒2遍。

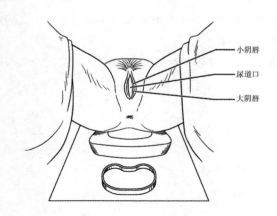

小阴唇

尿道口

大阴唇

【评分标准】

项目	技术操作标准	分值	减分细则
操作前准备	1.着装整洁，洗手，戴口罩、手套	3	一项不符合要求扣1分
	2.用物：38℃～40℃温水1000ml、无菌持物钳（镊子）、10%肥皂水棉球、碘伏棉球、一次性小垫、无菌治疗巾、污物桶1个	5	缺一项扣1分，一项不合要求扣1分
	3.用物准备3分钟	2	超时1分钟扣2分
评估	1.评估产妇的身体状况、会阴清洁度及外阴皮肤情况	5	未评估不得分，评估不全面少一项扣1分
	2.评估孕妇孕周及产程、阴道流血、流液情况	5	
操作步骤	1.备齐用物，携至产床旁，问候患者，查对床号、姓名	3	查对不认真扣1分，未查对扣3分
	2.向患者解释操作目的，取得合作	4	未解释扣4分，解释不到位扣2分
	3.安全与舒适：酌情遮挡屏风（床幔）；关闭门窗；患者体位正确、舒适	5	一项不符合要求扣1分，未遮挡扣2分，未关门扣2分
	4.协助患者取膀胱截石位或外展屈膝位，充分暴露外阴部，铺一次性小垫于臀下	6	一处不符合要求扣2分
	5.评估会阴情况	5	未评估扣5分
	6.用持物钳夹肥皂水棉球擦洗，顺序：阴阜→大腿内侧上1/3→大阴唇→小阴唇→会阴及肛门周围。擦洗过程中注意询问患者感受，适时鼓励患者	15	一处不合要求扣2分，顺序错误一次扣5分，未按要求操作扣2分
	7.用温水冲洗	5	未冲洗扣5分
	8.用碘伏棉球消毒外阴，顺序：小阴唇→大阴唇→阴阜→大腿内侧1/3→肛周→肛门。消毒范围勿超过清洁范围，必要时消毒2遍	15	消毒不符合要求扣5分，污染一次扣5分

续表

项目	技术操作标准	分值	减分细则
操作步骤	9.消毒完毕,撤下一次性小垫,更换无菌治疗巾	4	一项不符合要求扣 1 分
	10.协助患者取舒适卧位,交代注意事项	4	体位不适扣 1 分,未交代扣 2 分
	11.整理床单位及用物	4	未整理扣 2 分,漏一件扣 1 分
评价	1.操作准确、熟练、查对规范	3	操作不熟练扣 1 分,查对不规范扣 2 分
	2.与患者沟通有效	4	未有效沟通扣 1 分
	3.无菌观念强	3	无菌观念差酌情扣 1～2 分
	4.在规定时间内完成操作		每超时 1 分钟扣 2 分

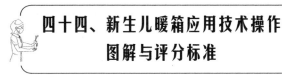

四十四、新生儿暖箱应用技术操作图解与评分标准

【操作流程】

新生儿暖箱应用技术操作

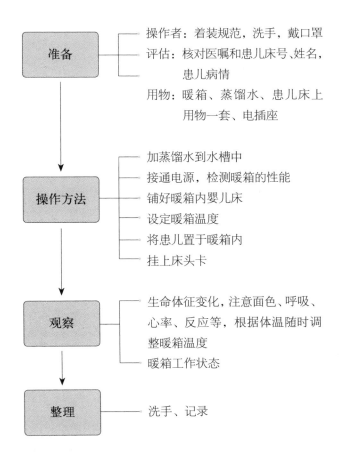

准备
- 操作者：着装规范，洗手，戴口罩
- 评估：核对医嘱和患儿床号、姓名，患儿病情
- 用物：暖箱、蒸馏水、患儿床上用物一套、电插座

操作方法
- 加蒸馏水到水槽中
- 接通电源，检测暖箱的性能
- 铺好暖箱内婴儿床
- 设定暖箱温度
- 将患儿置于暖箱内
- 挂上床头卡

观察
- 生命体征变化，注意面色、呼吸、心率、反应等，根据体温随时调整暖箱温度
- 暖箱工作状态

整理
- 洗手、记录

注意 ••••••••••••••••••••••••••••••••••••

1. 根据患儿体温设定暖箱温度，体重在 1501 ～ 2000g 者，箱温为 30℃ ～ 32℃；体重在 1001 ～ 1500g 者，箱温为 32℃ ～ 34℃；体重 ≤ 1000g 者，箱温为 34℃ ～ 36℃。

2. 监测患儿体温，一般在 36℃ ～ 36.5℃。

3. 常规做好暖箱的清洁、消毒（每日清洁、更换蒸馏水，每周更换暖箱）。

4. 暖箱所处环境温湿度要适宜，治疗、护理尽量在暖箱内进行，以免暖箱大量散热。

【评分标准】

项目	技术操作标准	分值	减分细则
操作前准备	1. 着装整洁，洗手，戴口罩	3	一项不符合要求扣 1 分
	2. 用物：消毒暖箱、尿布（或尿裤）、灭菌蒸馏水、体温计、婴儿体重秤，并根据情况准备氧气、心电监护仪	5	缺一项扣 1 分
	3. 用物准备 3 分钟	2	超时 1 分钟扣 2 分
评估	1. 评估患儿基本情况及体重	5	评估不全面少一项扣 1 分，未评估、未告知不得分
	2. 告知家长应用暖箱治疗的重要性	5	
操作步骤	1. 检查暖箱的各部件处于完好备用状态，暖箱位置合理（冬季避开热源及冷空气对流处）	5	检查不全面一处扣 1 分，未检查扣 3 分，暖箱位置不合理扣 2 分
	2. 关闭所有玻璃门，在水箱内加入适量蒸馏水以保持相对湿度（55% ～ 65% 之间）。接通电源预热暖箱	10	关闭不全扣 2 分，蒸馏水量及湿度不符合要求各扣 3 分，未预热扣 2 分
	3. 核对治疗护理项目单和腕带（患儿姓名、床号、性别、住院号）	4	核对不全扣 2 分，未核对扣 4 分
	4. 单布包裹患儿，称体重。根据患儿的体重及日龄调节暖箱温度	9	包裹不合要求扣 2 分，未称体重扣 3 分，暖箱温度调节不符合要求扣 5 分

项目	技术操作标准	分值	减分细则
操作步骤	5. 待暖箱温度达到标准，将患儿包好包布放入暖箱内	12	暖箱温度不符合要求扣12分
	6. 安全与舒适：环境清洁安静，患儿体位舒适，注意保暖	3	一项不符合要求扣1分
	7. 严密观察患儿生命体征变化，每4小时测量体温1次，各项护理操作集中进行，维持暖箱温度恒定	10	未及时观察扣3分，测体温次数不符合要求扣2分，暖箱温度不恒定扣5分
	8. 密切观察暖箱的各项指标是否正常，如有报警及时寻找原因妥善处理	8	了解不到位扣3分，不能及时解决报警原因扣5分
	9. 在使用过程中要保持暖箱的清洁，水箱内的蒸馏水每日更换。长期使用暖箱的患儿，每周更换一次暖箱并进行彻底消毒。使用过程中定期进行细菌学监测	5	暖箱清洁不符合要求扣2分，蒸馏水更换不及时扣1分。长期使用暖箱时处理不到位扣2分
	10. 再次核对并签字。患儿出暖箱后，切断暖箱电源，倒掉水箱里的蒸馏水，并对暖箱进行彻底消毒备用	4	一项不符合要求扣1分
评价	1. 操作准确、熟练，查对规范	3	操作不熟练扣1分，查对不规范扣2分
	2. 与患儿及家长沟通有效	4	未有效沟通扣1分
	3. 无菌观念强	3	无菌观念差酌情扣1～2分
	4. 在规定时间内完成操作		每超时1分钟扣2分

四十五、光照疗法操作图解 与评分标准

【操作流程】

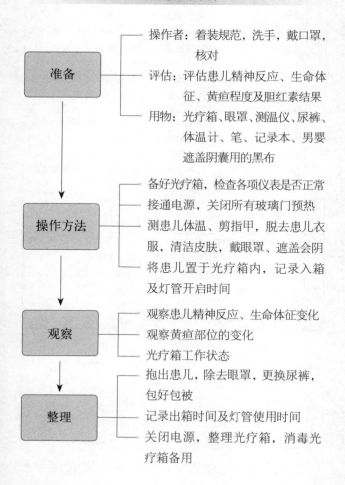

光照疗法操作

准备
- 操作者：着装规范，洗手，戴口罩，核对
- 评估：评估患儿精神反应、生命体征、黄疸程度及胆红素结果
- 用物：光疗箱、眼罩、测温仪、尿裤、体温计、笔、记录本、男婴遮盖阴囊用的黑布

操作方法
- 备好光疗箱，检查各项仪表是否正常
- 接通电源，关闭所有玻璃门预热
- 测患儿体温、剪指甲，脱去患儿衣服，清洁皮肤，戴眼罩、遮盖会阴
- 将患儿置于光疗箱内，记录入箱及灯管开启时间

观察
- 观察患儿精神反应、生命体征变化
- 观察黄疸部位的变化
- 光疗箱工作状态

整理
- 抱出患儿，除去眼罩，更换尿裤，包好包被
- 记录出箱时间及灯管使用时间
- 关闭电源，整理光疗箱，消毒光疗箱备用

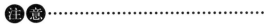

注意

1. 患儿光疗时，应当随时观察患儿眼罩、会阴遮盖物有无脱落，注意皮肤有无破损。

2. 注意患儿洗浴后不要擦抹爽身粉，防止降低光疗效果。

3. 患儿光疗时，如体温高于37.8℃或者低于35℃，应暂时停止光疗。

4. 光疗不良反应有发热、腹泻、皮疹、维生素 B_2 缺乏、低血钙、贫血、青铜症等，注意监护患儿在光疗中的不良反应。

5. 灯管使用300小时后光能量输出减弱20%，900小时后减弱35%，因此灯管使用1000小时必须更换。

6. 保持灯管及反射板的清洁，每日擦拭，防止灰尘影响光照强度。夏季为避免箱温过高，光疗箱最好放于空调病室内。

【评分标准】

项目	操作标准	分值	减分细则
操作前准备	1. 着装整洁，洗手，戴口罩 2. 用物：光疗箱、眼罩、测温仪、尿裤、体温计、笔、记录本及男婴遮盖阴囊用的黑布 3. 用物准备3分钟	3 5 2	一项不符合要求扣1分 缺一项扣1分 超时1分钟扣2分
评估	1. 评估患儿精神反应、生命体征、黄疸程度及胆红素结果 2. 检查患儿皮肤是否清洁，指甲是否过长	5 5	评估不全面少一项扣1分，未评估不得分
操作步骤	1. 向患儿家属解释实施光照疗法的目的及重要性 2. 清洁光疗箱，检查线路及灯管亮度，箱内湿化器水箱加水至2/3满	4 7	未解释扣4分，解释不到位扣2分 未清洁扣2分，未检查扣2分，水量不符合要求扣3分

项目	操作标准	分值	减分细则
操作步骤	3. 接通电源开关，关闭所有玻璃门预热，使箱内温度冬季保持在 30℃，夏季保持在 28℃，早产儿、极低体重儿可升至 32℃～34℃，湿度达 50%～60%	12	未预热扣 2 分，箱内温、湿度不符合要求扣 12 分
	4. 查对治疗护理项目单和腕带（床号、姓名、性别、住院号及光疗时间）	4	查对不全扣 2 分，未查对扣 4 分
	5. 剪指甲、测患儿体温，脱去患儿衣服，清洁皮肤，测胆红素并记录	5	一项不合要求扣 1 分
	6. 用眼罩遮盖患儿双眼，避免蓝光损害视网膜，用尿裤遮住会阴部，裸体放入预热好的光疗箱内	8	未遮盖一处扣 1 分，未裸体放入扣 5 分
	7. 开启灯管开关，记录入箱及灯管开启时间	3	一项不符合要求扣 1 分
	8. 安全与舒适：环境清洁安静，患儿体位舒适，注意保暖	3	一项不符合要求扣 1 分
	9. 光疗期间严密观察患儿各项生命体征的变化，每 4 小时测量体温 1 次，观察体温改变情况，定时喂奶、喂水，及时更换尿布，观察眼罩、会阴遮盖物有无脱落。注意黄疸的部位、程度及其变化	7	观察不到位一处扣 1 分，测体温次数不符合要求扣 1 分
	10. 光疗过程中，注意患儿有无皮疹、体温超过 38.5℃、拒奶、腹泻、脱水等异常情况出现，如出现以上情况应考虑暂停光疗并及时通知医生处理	8	未观察扣 3 分，出现异常处理不及时扣 5 分
	11. 光疗结束后抱出患儿，除去眼罩，更换尿裤，包好包被	3	一项不符合要求扣 1 分
	12. 再次核对并签字，记录出箱时间及灯管使用时间	2	未记录扣 2 分

项目	操作标准	分值	减分细则
操作步骤	13.光疗结束后，关好电源，将湿化器水箱内水倒尽，消毒光疗箱备用	4	一项不符合要求扣1分
评价	1.操作准确、熟练，查对规范	3	操作不熟练扣1分，查对不规范扣2分
	2.与患儿及家长沟通有效	4	未有效沟通扣1分
	3.无菌观念强	3	无菌观念差酌情扣1～2分
	4.在规定时间内完成操作		每超时1分钟扣2分

四十六、新生儿脐部护理技术操作图解与评分标准

【操作流程】

新生儿脐部护理技术操作

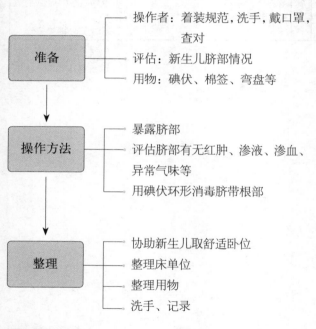

准备
- 操作者：着装规范，洗手，戴口罩，查对
- 评估：新生儿脐部情况
- 用物：碘伏、棉签、弯盘等

操作方法
- 暴露脐部
- 评估脐部有无红肿、渗液、渗血、异常气味等
- 用碘伏环形消毒脐带根部

整理
- 协助新生儿取舒适卧位
- 整理床单位
- 整理用物
- 洗手、记录

注 意

1. 脐部有异常时遵医嘱给予处理。
2. 勿强行剥脱脐带。
3. 脐部护理应每天一次，直至脐带脱落。

【评分标准】

项目	操作标准	分值	减分细则
操作前准备	1.着装整洁，洗手，戴口罩 2.用物准备：碘伏、75%乙醇、棉签、无菌纱布、绷带。房间准备：房间温度22℃～24℃，湿度50%～60% 3.用物准备3分钟	3 5 2	一项不符合要求扣1分 缺一项扣1分 超时1分钟扣2分
评估	1.评估新生儿精神、反应情况及生命体征 2.评估新生儿脐带有无红肿、渗液、异常气味	5 5	评估不全面少一项扣1分，未评估不得分
操作步骤	1.备齐用物，携至床旁，查对治疗护理项目单和腕带（床号、姓名、性别、住院号）	4	查对不认真扣2分，未查对扣4分
	2.向家属说明操作目的及过程	4	解释不到位扣2分，未解释扣4分
	3.安全与舒适：环境清洁、安静，查对认真，患儿体位舒适、安全，注意保暖	3	一项不符合要求扣1分
	4.暴露新生儿脐部，先用碘伏消毒脐根部，如果结痂未掉，要注意痂下有无分泌物，有分泌物时，消毒棉棒要深入硬痂下面擦拭干净。如结痂已掉，要深入脐窝内由内向外环形擦拭消毒。再用乙醇脱碘及消毒脐根周围皮肤	40	未观察扣3分，消毒方法不对扣10分，消毒不严密扣2分，有分泌物时消毒不到位扣8分，污染一次扣5分，横跨一次扣2分，未脱碘扣3分，无菌观念不强扣3分
	5.处理完后根据情况用无菌纱布覆盖包扎（一般情况不宜包裹）	3	一项不符合要求扣2分
	6.新生儿用包被包好，向家属交代注意事项	8	包扎不符合要求扣5分，交代不全扣2分，未交代扣3分
	7.再次核对并签字	4	核对不认真扣2分，未核对扣4分
	8.整理用物	4	未整理扣2分，漏一件扣1分

续表

项目	操作标准	分值	减分细则
评价	1. 操作准确、熟练，查对规范	3	操作不熟练扣 1 分，查对不规范扣 2 分
	2. 与家长沟通有效	4	未有效沟通扣 1 分
	3. 无菌观念强	3	无菌观念差酌情扣 1 ~ 2 分
	4. 在规定时间内完成操作		每超时 1 分钟扣 2 分

四十七、听胎心音技术操作图解与评分标准

【操作流程】

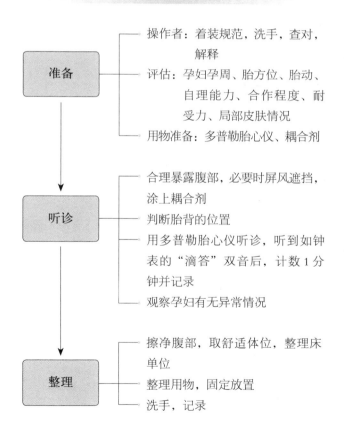

听胎心音技术操作

准备
- 操作者：着装规范，洗手，查对，解释
- 评估：孕妇孕周、胎方位、胎动、自理能力、合作程度、耐受力、局部皮肤情况
- 用物准备：多普勒胎心仪、耦合剂

听诊
- 合理暴露腹部，必要时屏风遮挡，涂上耦合剂
- 判断胎背的位置
- 用多普勒胎心仪听诊，听到如钟表的"滴答"双音后，计数1分钟并记录
- 观察孕妇有无异常情况

整理
- 擦净腹部，取舒适体位，整理床单位
- 整理用物，固定放置
- 洗手，记录

1. 环境安静。

2. 孕妇轻松配合。

3. 听到胎心音需与子宫杂音、腹主动脉音、胎动音及脐带杂音相鉴别。

4. 若胎心音 < 120 次 / 分或 > 160 次 / 分，需立即触诊孕妇脉搏做对比鉴别，必要时吸氧，改变孕妇体位，进行胎心监护，通知医生。

5. 告知孕妇正常胎心率的范围 120 ~ 160 次 / 分。

6. 告知孕妇听诊结果为实时监测结果。

7. 告知孕妇自我监测胎动的方法。

【评分标准】

项目	操作标准	分值	减分细则
操作前准备	1. 着装整洁，洗手，戴口罩	3	一项不合要求扣 1 分
	2. 用物：治疗盘内放多普勒胎心仪、卫生纸、耦合剂、纸巾、弯盘	5	缺一项扣 1 分
	3. 用物准备 3 分钟	2	超时 1 分钟扣 2 分
评估	1. 评估孕妇孕周大小、胎方位、胎动情况	4	评估不全面少一项扣 1 分，未评估、未观察不得分
	2. 评估孕妇自理能力、合作程度及耐受力	3	
	3. 观察孕妇局部皮肤情况	3	
操作步骤	1. 备齐用物，携至床旁，查对治疗护理项目单（床号、姓名、性别、住院号），问候孕妇	5	未问候扣 1 分，查对不认真扣 2 分，未查对扣 4 分
	2. 向孕妇解释操作的目的及配合方法	4	解释不到位扣 2 分，未解释扣 4 分
	3. 安全与舒适：病室温度适宜、孕妇卧位舒适、安全，关闭门窗，拉上床幔（酌情遮挡屏风）	3	一项不符合要求扣 1 分
	4. 协助孕妇取仰卧位，合理露出腹部	6	未予协助扣 2 分，暴露过多或过少扣 3 分

项目	操作标准	分值	减分细则
操作步骤	5.评估腹部皮肤情况。用四步触诊法判断胎背的位置	8	一项不符合要求扣4分
	6.用多普勒胎心仪确定胎心的位置(枕先露于脐下左或右;臀先露于脐上左或右;横位于脐周围)	10	胎心位置判断错误扣10分
	7.选择宫缩间歇期,打开多普勒胎心仪开关,听到如钟表的"嘀嗒"双音后,计数1分钟	10	未在宫缩期扣5分,计数不符合要求扣5分
	8.听诊过程中注意观察及询问孕妇感受,如有异常立即触诊孕妇脉搏做对比鉴别,并相应处理	10	未观察、询问扣5分,异常时处理不当扣5分
	9.听诊完毕,用纸巾擦净腹部	3	未予擦拭扣3分
	10.协助孕妇穿好衣服并取舒适体位。再次核对并签字,交代注意事项	4	未予协助扣1分,卧位不适扣1分,交代不全扣1分,未交代扣2分
	11.记录胎心次数,告知产妇胎心情况	4	未记录扣2分,未告知扣2分
	12.整理床单位及用物	3	未整理扣2分,漏一件扣1分
评价	1.操作准确、熟练,查对规范	3	操作不熟练扣1分,查对不规范扣2分
	2.与孕妇沟通有效	4	未有效沟通扣1分
	3.无菌观念强	3	无菌观念差酌情扣1~2分
	4.在规定时间内完成操作		每超时1分钟扣2分

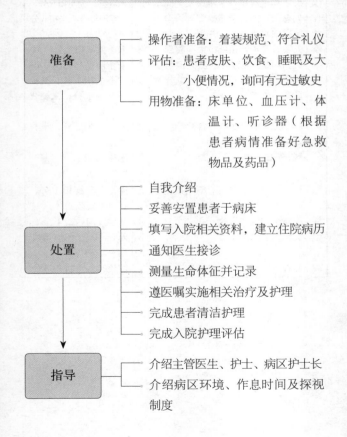

四十八、患者入/出院护理操作图解与评分标准

【操作流程】

（一）患者入院护理技术

准备
- 操作者准备：着装规范、符合礼仪
- 评估：患者皮肤、饮食、睡眠及大小便情况，询问有无过敏史
- 用物准备：床单位、血压计、体温计、听诊器（根据患者病情准备好急救物品及药品）

处置
- 自我介绍
- 妥善安置患者于病床
- 填写入院相关资料，建立住院病历
- 通知医生接诊
- 测量生命体征并记录
- 遵医嘱实施相关治疗及护理
- 完成患者清洁护理
- 完成入院护理评估

指导
- 介绍主管医生、护士、病区护士长
- 介绍病区环境、作息时间及探视制度

（二）患者出院护理技术

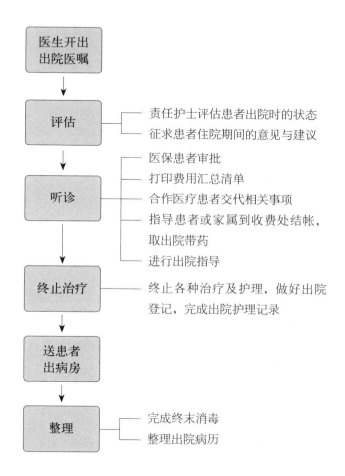

```
医生开出
出院医嘱
    │
    ↓
  评估 ──── 责任护士评估患者出院时的状态
           征求患者住院期间的意见与建议
    │
    ↓
  听诊 ──── 医保患者审批
           打印费用汇总清单
           合作医疗患者交代相关事项
           指导患者或家属到收费处结帐，
           取出院带药
           进行出院指导
    │
    ↓
 终止治疗 ── 终止各种治疗及护理，做好出院
           登记，完成出院护理记录
    │
    ↓
送患者
出病房
    │
    ↓
  整理 ──── 完成终末消毒
           整理出院病历
```

注意

1. 完成出院健康指导。
2. 针对病情及康复程度制定康复计划，包括出院后注意事项、带药指导，饮食及功能锻炼等。
3. 告知患者复诊时间及地点。

【评分标准】

项目	操作标准	分值	减分细则
操作前准备	1. 着装整洁	2	一项不合要求扣 0.5 分
	2. 用物：备用床、床头桌、床旁椅、住院所需表格、病员服、体温表、血压计、平车或轮椅，必要时备急救物品、药品	5	缺一项扣 1 分，一项不合要求扣 1 分
	3. 用物准备 3 分钟	3	超时 1 分钟扣 2 分
评估	1. 了解患者入院原因及目前疾病情况	3	评估不全面少一项扣 1 分，未评估不得分
	2. 评估患者皮肤、意识状态、饮食、睡眠及大小便情况，询问患者有无过敏史	4	
	3. 了解出院患者情况：痊愈、好转等	3	
操作步骤*	**（一）入院护理**		
	1. 接通知后根据患者病情需要准备床位，将备用床改为暂空床，必要时备好急救物品和药品	6	一项不符合要求扣 2 分
	2. 值班护士热情迎接新患者，将患者安置至指定床位，通知责任护士进行入院宣教、测量体重及生命体征	10	未落实首迎负责制扣 3 分，讲解不认真扣 2 分，漏一项扣 1 分
	3. 舒适与安全：病室环境清洁、舒适，光线明亮；病床性能良好	5	一项不符合要求扣 1 分
	4. 值班护士完善电子信息，建立住院病历，帮助患者佩戴腕带	6	一项不符合要求扣 2 分
	5. 责任护士通知分管医生，分管医生在 20 分钟内诊视患者；责任护士在 10 分钟内；护士长在 1 小时内至患者床前作自我介绍	6	一处不合要求扣 1 分，未落实护患沟通制度扣 3 分
	6. 责任护士根据医嘱要求，准确执行医嘱，实施相关治疗及护理	15	一项不符合要求扣 2 分
	7. 责任护士按责任制整体护理实施各项护理措施，并及时进行效果评价	12	一处不符合要求扣 2 分

项目	操作标准	分值	减分细则
操作步骤*	8. 护士长、责任护士了解患者的身心需要，根据患者情况适时进行健康宣教，满足患者需求	10	一项不符合要求扣2分，未进行健康宣教扣5分
	（二）出院护理		
	1. 值班护士接出院医嘱后，通知责任护士，做好出院准备	6	未落实该项不得分
	2. 责任护士对患者进行出院指导，指导患者出院后在休息、饮食、用药、功能锻炼、定期复查等方面的注意事项，并提供健康咨询热线	18	讲解不认真扣2分，漏一项扣2分，未提供咨询电话扣5分
	3. 责任护士征求患者对医院及护理工作的意见及建议，患者填写出院满意度调查表	10	一项不符合要求扣3分
	4. 值班护士按照病历书写要求整理出院病历，做好出院信息归档	8	一项不符合要求扣2分
	5. 责任护士协助患者整理用物，清点病房内公用物品	8	一处不符合要求扣2分
	6. 外勤人员协助患者或家属办理出院手续	6	一项不符合要求扣2分
	7. 责任护士将腕带取下，根据患者病情用平车、轮椅或步行送患者出院	6	一处不符合要求扣2分
	8. 床单位进行终末消毒处理，整理病床单位，准备迎接新患者	8	床位未消毒扣4分，未备好备用床扣4分
评价	1. 操作准确、熟练，查对规范	5	操作不熟练扣1分，查对不规范扣2分
	2. 与患者沟通有效	5	未有效沟通扣1分
	3. 在规定时间内完成操作		每超时1分钟扣2分

* 操作步骤中的（一）、（二）各占100分中的70分。

四十九、预防患者跌倒操作图解与评分标准

【操作流程】

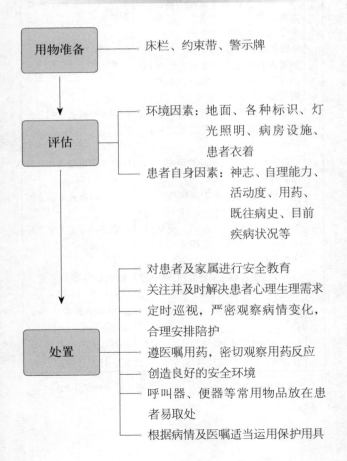

预防患者跌倒操作

用物准备 —— 床栏、约束带、警示牌

评估 —— 环境因素：地面、各种标识、灯光照明、病房设施、患者衣着
—— 患者自身因素：神志、自理能力、活动度、用药、既往病史、目前疾病状况等

处置 —— 对患者及家属进行安全教育
—— 关注并及时解决患者心理生理需求
—— 定时巡视，严密观察病情变化，合理安排陪护
—— 遵医嘱用药，密切观察用药反应
—— 创造良好的安全环境
—— 呼叫器、便器等常用物品放在患者易取处
—— 根据病情及医嘱适当运用保护用具

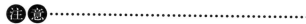

注 意

1. 将病床调至最低位置，并固定好床脚刹车，必要时加床栏。
2. 搬运患者时将平车固定，防止滑动，就位后拉好护栏。
3. 下床前先放下床栏，切勿翻越。
4. 地面保持干净无水迹，走廊整洁、畅通，无障碍物，光线明亮。

【评分标准】

项目	技术操作标准	得分	减分细则
操作前准备	1. 着装整洁，仪表端庄	3	一项不合要求扣 1 分
	2. 用物：约束器具、防滑标志、防滑鞋等	5	缺一项扣 1 分
	3. 用物准备 3 分钟	2	超时 1 分钟扣 2 分
评估	1. 评估患者年龄、身体状况、用药、肢体活动情况、自理能力、步态等	5	评估不全面少一项扣 1 分，未评估不得分
	2. 评估环境因素：地面、各种标识、灯光照明、病房设施、患者衣着等	5	
操作步骤	1. 问候患者，核对腕带	2	未问候患者扣 1 分，未核对扣 1 分
	2. 向患者解释预防跌倒的重要性，取得配合	4	未解释扣 4 分，解释不到位扣 2 分
	3. 安全与舒适：环境安静、整洁；患者舒适、安全；地面清洁干燥	5	一项不符合要求扣 2 分
	4. 加强巡视，重点观察，合理安排陪护，严格交班	8	一项不符合要求扣 2 分
	5. 检查病房内各处扶手、标识是否健全，浴室及厕所内呼叫系统是否可以正常使用，地面是否湿滑、走廊是否畅通，光线是否明亮	10	检查不符合要求一项扣 2 分
	6. 生活自理的患者，尽量将物品放置于患者方便拿取处	4	放置物品不合要求扣 4 分

续表

项目	技术操作标准	得分	减分细则
操作步骤	7. 指导患者选用防滑鞋，避免在潮湿的地面行走，注意慢行，行走不便时使用扶手、拐杖或由护士协助，入厕下蹲或起立时动作要慢	10	指导不全面一项扣 2 分，未予指导或协助扣 9 分
	8. 将病床调至最低位，固定好脚刹车，提起两侧床档，并保证其稳定性。床尾放置防跌倒标志牌。患者下床时先放下床档，切勿翻越	10	一处不符合要求扣 2 分
	9. 躁动不安的患者根据情况应用适当的约束具，并向患者家属解释使用目的	6	使用约束具不当扣 4 分，未解释扣 2 分
	10. 长期卧床、体弱的患者下床活动时主动协助、扶持。活动量掌握循序渐进的原则，按照躺 - 坐 - 立 - 行的顺序变换体位，并随时询问患者感受	6	一项不符合要求扣 1 分，未予讲解扣 2 分
	11. 遵医嘱按时给患者服药，告知服药后注意事项，并密切观察用药后反应	5	一项不符合要求扣 1 分，未予讲解扣 2 分
评价	1. 无菌观念强，约束有效	5	无菌观念差酌情扣 1 ~ 5 分
	2. 与患者沟通有效	5	未有效沟通扣 1 分
	3. 在规定时间内完成操作		每超时 1 分钟扣 2 分

五十、压疮的预防及护理技术操作图解与评分标准

【操作流程】

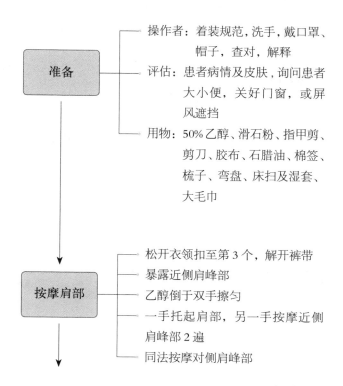

压疮的预防及护理技术操作

准备
- 操作者：着装规范，洗手，戴口罩、帽子，查对，解释
- 评估：患者病情及皮肤，询问患者大小便，关好门窗，或屏风遮挡
- 用物：50%乙醇、滑石粉、指甲剪、剪刀、胶布、石蜡油、棉签、梳子、弯盘、床扫及湿套、大毛巾

按摩肩部
- 松开衣领扣至第 3 个，解开裤带
- 暴露近侧肩峰部
- 乙醇倒于双手擦匀
- 一手托起肩部，另一手按摩近侧肩峰部 2 遍
- 同法按摩对侧肩峰部

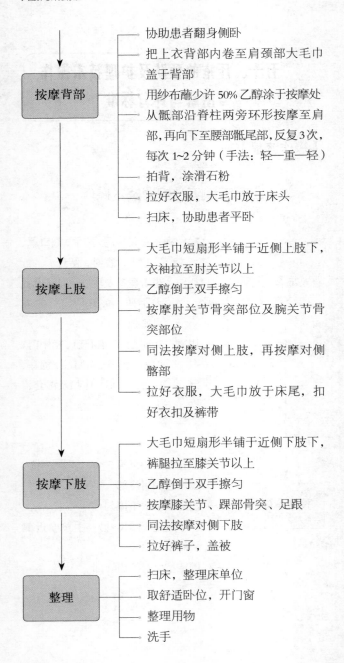

按摩背部
— 协助患者翻身侧卧
— 把上衣背部内卷至肩颈部大毛巾盖于背部
— 用纱布蘸少许 50% 乙醇涂于按摩处
— 从骶部沿脊柱两旁环形按摩至肩部,再向下至腰部骶尾部,反复3次,每次 1~2 分钟(手法:轻—重—轻)
— 拍背,涂滑石粉
— 拉好衣服,大毛巾放于床头
— 扫床,协助患者平卧

按摩上肢
— 大毛巾短扇形半铺于近侧上肢下,衣袖拉至肘关节以上
— 乙醇倒于双手擦匀
— 按摩肘关节骨突部位及腕关节骨突部位
— 同法按摩对侧上肢,再按摩对侧髂部
— 拉好衣服,大毛巾放于床尾,扣好衣扣及裤带

按摩下肢
— 大毛巾短扇形半铺于近侧下肢下,裤腿拉至膝关节以上
— 乙醇倒于双手擦匀
— 按摩膝关节、踝部骨突、足跟
— 同法按摩对侧下肢
— 拉好裤子,盖被

整理
— 扫床,整理床单位
— 取舒适卧位,开门窗
— 整理用物
— 洗手

●●●●●●●●●●●●●●●●●●●●●●●●●●●●●

1. 询问患者的需求及感觉，观察患者的病情及皮肤情况。

2. 翻身时避免拖、拉、推，切勿暴露患者。

3. 按摩过程中注意观察病情及皮肤情况。

4. 如局部压红，则在其周围用拇指由内向外做环状按摩。

【操作图解】

1. 按摩背部：按摩者斜站于患者一侧，将大毛巾置患者身下，用纱布蘸少许50%乙醇涂于按摩处，用手掌的大、小鱼际做环形按摩。从臀部上方开始，沿脊柱两旁向上按摩，至肩部时转向下至腰部止，反复数次。

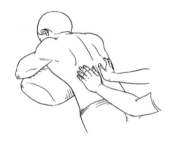 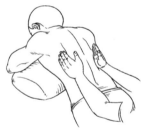

2. 用拇指指腹由骶尾部开始沿脊柱按摩至第7颈椎处，反复数次（按摩过程适时给予鼓励）。

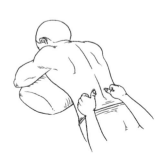

3.受压处局部按摩：将大毛巾置患者身下，用纱布蘸少许50%乙醇涂于按摩处，用手掌的大、小鱼际部分紧贴皮肤做环形按摩，压力均匀地按向心方向按摩，由轻到重再由重到轻，每次3～5分钟。

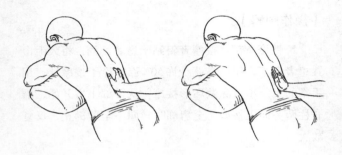

4.如局部出现压疮的早期症状，可用拇指指腹在压疮周围行环形按摩。

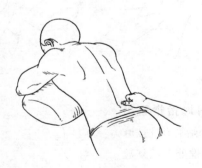

【评分标准】

项目	操作标准	分值	减分细则
操作前准备	1. 着装整洁，洗手，戴口罩	3	一项不合要求扣1分
	2. 用物：小毛巾、50%乙醇、滑石粉、大毛巾、纱布、弯盘、床刷及套、床幔（屏风）	5	缺一项扣1分
	3. 用物准备3分钟	2	超时1分钟扣2分
评估	1. 了解患者精神状态、营养状况及合作程度	5	评估不全面少一项扣1分，未评估不得分
	2. 了解患者局部皮肤情况及评估压疮的危险因素	5	
操作步骤	1. 备齐用物，携至床旁，查对治疗护理项目单和腕带（床号、姓名、性别、住院号）	5	未问候扣1分，查对不认真扣2分，未查对扣4分
	2. 向清醒患者解释操作目的、方法，取得患者的合作	4	未解释扣4分，解释不到位扣2分
	3. 安全与舒适: 酌情遮挡屏风(床幔)，关闭门窗；病房环境整洁、光线明亮；患者体位舒适，注意保暖	3	一项不符合要求扣1分
	4. 松开床尾，协助患者俯卧或侧卧，上衣卷至肩部，脱裤至臀上方，覆盖大毛巾，掀起盖被搭于患者身上	5	一项不符合要求扣1分
	5. 按摩背部: 按摩者斜站于患者一侧，将大毛巾置患者身下，用纱布蘸少许50%乙醇涂于按摩处，用手掌的大、小鱼际做环形按摩。从臀部上方开始，沿脊柱两旁向上按摩，至肩部时转向下至腰部止，反复数次。用拇指指腹由骶尾部开始沿脊柱按摩至第7颈椎处，反复数次（按摩过程适时给予鼓励）	16	未置大毛巾扣3分，置毛巾不规范扣2分，未涂乙醇扣3分，乙醇过少或过湿各扣2分，手法不对扣5分，按摩力度不合适扣5分，拇指指腹着力点不合要求扣3分，未鼓励扣2分

续表

项目	操作标准	分值	减分细则
操作步骤	6.受压处局部按摩：将大毛巾置患者身下，用纱布蘸少许 50%乙醇涂于按摩处，用手掌的大、小鱼际部分紧贴皮肤做环形按摩，压力均匀地按向心方向按摩，由轻到重再由重到轻，每次 3～5 分钟	15	未涂乙醇扣 3 分，乙醇过少或过湿各扣 2 分，手法不对扣 5 分，按摩力度不合适扣 5 分
	7.如局部出现压疮的早期症状，可用拇指指腹在压疮周围行环形按摩	6	手法不对扣 5 分，压疮早期未按摩扣 6 分
	8.在清洁、按摩过程中注意询问患者感受	3	未询问扣 3 分
	9.按摩完毕，双手把滑石粉均匀地涂在患者背部，协助患者穿好衣服，撤下大浴巾	4	未涂滑石粉扣 2 分，未撤大毛巾扣 1 分，未协助穿衣扣 1 分
	10.扫净床上渣屑，协助患者取舒适卧位，再次核对并签字，交代注意事项，打开门窗	6	未扫床扣 2 分，交代不全扣 1 分，未交代扣 2 分，卧位不舒适扣 1 分，未开门窗扣 1 分
	11.整理床铺及用物	3	未整理扣 2 分，漏一件扣 1 分
评价	1.操作准确、熟练，查对规范	3	操作不熟练扣 1 分，查对不规范扣 2 分
	2.与患者沟通有效	4	未有效沟通扣 1 分
	3.无菌观念强	3	无菌观念差酌情扣 1～2 分
	4.在规定时间内完成操作		每超时 1 分钟扣 2 分